बीमारी से बचने और इन्हें नियंत्रित करने के लिए खाएँ

जानें कि कैसे सुपरफूड आपकी रोगमुक्त जीवन जीने में मदद कर सकते हैं

ला फॉनसिएर

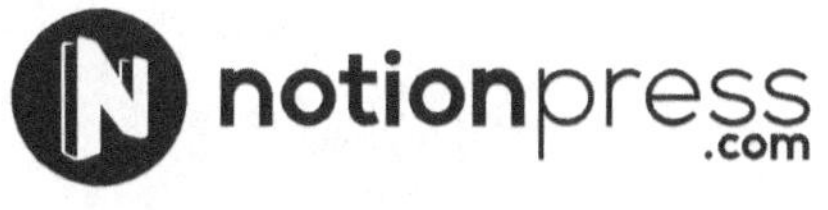

INDIA • SINGAPORE • MALAYSIA

ISBN 979-8-88704-960-1

This book has been published with all efforts taken to make the material error-free after the consent of the author. However, the author and the publisher do not assume and hereby disclaim any liability to any party for any loss, damage, or disruption caused by errors or omissions, whether such errors or omissions result from negligence, accident, or any other cause.

While every effort has been made to avoid any mistake or omission, this publication is being sold on the condition and understanding that neither the author nor the publishers or printers would be liable in any manner to any person by reason of any mistake or omission in this publication or for any action taken or omitted to be taken or advice rendered or accepted on the basis of this work. For any defect in printing or binding the publishers will be liable only to replace the defective copy by another copy of this work then available.

प्रिय पाठक,

बीमारी से बचने और इन्हें नियंत्रित करने के लिए खाएँ पुस्तक का उद्देश्य बीमारी के गहन ज्ञान के साथ-साथ प्राकृतिक रूप से बीमारी को रोकने और नियंत्रित करने वाले सर्वोत्तम खाद्य विकल्प प्रदान करके दवाओं पर आपकी निर्भरता को कम करने में मदद करना है।

सेहतमंद खाएँ और खुशी से जियें!

ला फॉनसिएर

फार्मेसी में परास्नातक,
शोध वैज्ञानिक और
पंजीकृत फार्मासिस्ट

अनुक्रम

परिचय

आजकल डायबिटीज़, हाई ब्लड प्रेशर और आर्थराइटिस काफी आम हो गए हैं। हर परिवार में किसी एक को इनमें से कोई न कोई बीमारी होती है। लोग इन बीमारियों को जीवन का हिस्सा मानने लगे हैं, जो अच्छी बात नहीं है। आज जिस तरह कि हमारी जीवनशैली है, जैसे प्रोसेस्ड खाद्य पदार्थों का अधिक सेवन, बार-बार बाहर खाना, धूम्रपान और शराब का सेवन, ऐसे में इसकी 70% संभावना है कि 50 की उम्र तक पहुँचने तक या तो आपको हाई ब्लड प्रेशर या हाई शुगर लेवल या दोनों होंगे।

शरीर में एक रोग की स्थिति का मतलब है कि आपका इम्यून सिस्टम लगातार बीमारी से लड़ने में व्यस्त रहता है, धीरे-धीरे आपका इम्यून सिस्टम (रोग प्रतिरोधक प्रणाली) अपनी प्रभावशीलता खो देता है और कमजोर हो जाता है। यदि कोई अन्य बीमारी हमला करती है, तो आपका इम्यून सिस्टम लड़ने में असमर्थ रहता है और इसके जानलेवा परिणाम हो सकते हैं। आपको अपने स्वास्थ्य की देखभाल अपने 20 की उम्र से ही शुरु कर देनी चाहिए। किसी भी बीमारी से प्राकृतिक रूप से लड़ने के लिए अपने शरीर को मजबूत बनाएँ।

अधिक बीमारियों का मतलब है अधिक दवाएँ। फार्मेसी फील्ड से होने के नाते, मैं आपको आश्वस्त कर सकती हूँ कि दवाओं पर निर्भरता अच्छी नहीं है। रोग में निर्धारित दवाओं के दुष्प्रभाव होते हैं। इन दुष्प्रभावों को कम करने के लिए आपको अक्सर दवाओं का एक अन्य सेट दिया जाता है जो आपके प्राथमिक दवाओं के दुष्प्रभावों का इलाज करते हैं, लेकिन उनके भी दुष्प्रभाव होते हैं, जिसके लिए फिर से कुछ अन्य दवाओं की आवश्यकता होती है, इस तरह मूल रूप से यह चक्र जारी रहता है। लेकिन एक हल है! आप अपने आहार में ऐसे खाद्य पदार्थों को शामिल कर सकते हैं जिनका आपकी दवाओं की तरह ही असर होता है। इन खाद्य पदार्थों के नियमित सेवन से आप अपने शरीर को ठीक कर सकते हैं और प्राकृतिक रूप से बीमारी से लड़ने के लिए अपनी इम्युनिटी बढ़ा सकते हैं।

उद्देश्य बीमारी से दूर रहने का होना चाहिए और तैयारी आपके 20 की उम्र से ही शुरू होती है। आप जो अपने 20-30 की उम्र में खाते हैं, वह आपके 50 के आगे की उम्र को प्रभावित करता है। किसी बीमारी को रोकने के लिए आपको उस बीमारी का सम्पूर्ण ज्ञान होना चाहिए, जैसे कि ऐसा क्यों होता है? यह आपके शरीर को कैसे प्रभावित करता है? बीमारी की स्थिति में आपके शरीर में वास्तव में क्या होता है? कौन सी अन्य स्वास्थ्य समस्याएं हैं जो किसी विशेष बीमारी के कारण हो सकती हैं?

बीमारी से बचने और इन्हें नियंत्रित करने के लिए खाएँ में इन सभी विषयों पर विस्तार से चर्चा की जाएगी। आप उन सभी खाद्य पदार्थों के बारे में जानेंगे जो आपके इम्युनिटी को बढ़ाते हैं, वो सुपरफूड्स जो आपको बीमारियों से बचा सकते हैं, ऐसे खाद्य पदार्थ जो आपके शरीर में इन्फ्लेमेशन को कम करते हैं, और आप ऐसे फूड कॉम्बिनेशन के भी बारे में जानेंगे जो साथ खाये जाने पर आपको अधिकतम स्वास्थ्य लाभ प्रदान करते हैं। स्वस्थ कल के लिए तैयार हो जाएँ!

इसके अलावा, आप डायबिटीज़ (मधुमेह), हाई ब्लड प्रेशर (उच्च रक्तचाप) और आर्थराइटिस (गठिया) जैसी पुरानी बिमारियों के बारे में भी सब कुछ जानेंगे। आप जानेंगे कि इन रोगों से बचाव के लिए वो कौन से खाद्य पदार्थ और जीवनशैली विकल्प हैं जिनसे आपको परहेज़ करना चाहिए और कौन से विकल्प हैं जिन्हें आपको अपनाना चाहिए। इन बिमारियों को होने से रोकने और अगर हो गयी हैं तो इनको नियंत्रित करने के लिए आपकी क्या रणनीति होनी चाहिए। ऐसे कौन से खाद्य पदार्थ हैं जो आपकी दवा के काम करने की प्रणाली की नकल करके आपके ब्लड प्रेशर और शुगर के स्तर को कम करते हैं। साथ ही आप ये भी जानेंगे कि वो कौन से प्रमुख बिंदु हैं जिनका अनुसरण करके आप आर्थराइटिस से बच सकते हैं और इससे छुटकारा पा सकते हैं।

इस पुस्तक में आप स्वस्थ और स्वादिष्ट व्यंजन भी पाएँगे जो स्वादिस्ट तो हैं ही साथ ही इन व्यंजनों की सभी सामग्री स्वास्थ्यपद भी हैं। ये व्यंजन आपकी इम्युनिटी को मजबूत बनाने के साथ-साथ आपके स्वादिस्ट खाने की ललक को भी संतुष्ट करेंगे। स्वस्थ कल के लिए तैयार हो जाएँ।

नोट - मुख्य अध्यायों को पढ़ना शुरू करने से पहले कृपया महत्वपूर्ण शब्दावली खंड पढ़ें। इससे आपको पुस्तक में प्रयुक्त वैज्ञानिक और तकनीकी शब्दों को समझने में मदद मिलेगी। यदि किसी अध्याय में आप किसी वैज्ञानिक शब्द को नहीं समझ पा रहे हैं, तो उसका अर्थ महत्वपूर्ण शब्दावली खंड में देखें।

अध्याय 1
बीमारी से बचाव के लिए खाएँ

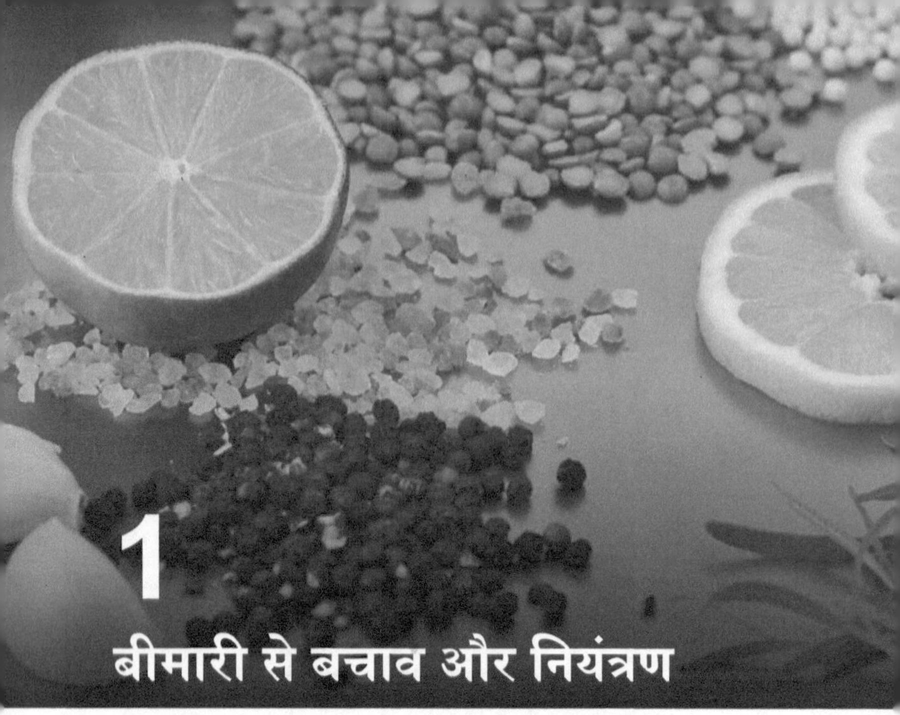

1 बीमारी से बचाव और नियंत्रण में खाद्य चिकित्सा की भूमिका

यदि आप पहली बार अपने ब्लड शुगर की जाँच करवा रहें हैं, और रिपोर्ट में आपका शुगर हाई आता है तो आपका डॉक्टर पहले आपको दवाएँ नहीं लिखेगा। इसके बजाय, आपका डॉक्टर आपको तीन महीने का समय देगा ताकि आप अपने आहार और जीवनशैली में बदलाव के साथ अपने शुगर को नियंत्रित कर सकें। यदि शुगर तब भी नियंत्रित नहीं होता है, केवल तभी आपको हाई ब्लड शुगर को नियंत्रित करने के लिए दवाएँ दी जाएंगीं।

क्या आप इसका कारण जानते हैं? क्योंकि दवाएँ बीमारी का इलाज करती हैं, लेकिन वे गंभीर दुष्प्रभाव पैदा कर सकती हैं। दवा जितनी तगड़ी होगी, उसके दुष्प्रभाव भी उतने ही ज्यादा होंगे। इसका मतलब यह नहीं है कि आपको अपने डॉक्टर को बताए बिना दवा लेना बंद कर देना चाहिए। अपने डॉक्टर से परामर्श के बिना अपनी दवा कभी बंद न करें क्योंकि कुछ दवाओं के विड्रॉल प्रभाव होते हैं, जो अचानक लेना बंद कर देने पर आपकी बीमारी की स्थिति को और भी खराब कर सकते हैं।

तो समाधान क्या है? इसका समाधान अच्छे प्रबंधन में है। आप बीमारी का रोकथाम या प्रबंधन तभी कर सकते हैं जब आपको उस बीमारी के बारे में पूरी जानकारी हो। सब कुछ आप ही के हाथ में है, आप अपने जीवन और अपनी बीमारी की स्थिति के सेनापति हैं। सही पोषण और स्वस्थ जीवनशैली से आप अपनी दवाओं और चिकित्सा अवधि को कम कर सकते हैं।

जब रोग प्रबंधन (डीसीस मैनेजमेंट) की बात आती है, तो इससे जुड़ी कई भ्रांतियां हैं। आइए पहले इन भ्रांतियों को दूर करें:

#1 ग़लती

मैं यंग हूँ और मुझे कोई बीमारी नहीं है, मेरे पास चिंता किए बिना जीने के लिए बहुत समय है। जब मैं 50 साल का हो जाऊँगा तब बीमारियों की चिंता करूँगा। तब तक, मेरा मानना है कि आप केवल एक ही बार जीते हैं इसलिए खुल कर, जी भर के जियें।

दरअसल, आप सिर्फ एक बार मरते हैं लेकिन हर दिन जीते हैं, इसलिए अपने हर दिन को रोगमुक्त बनाएँ। 20 से 40 की उम्र आपके 50 के बाद के वर्षों को स्वस्थ और खुशहाल बनाने की कुंजी है। इन वर्षों में आप जिस तरह से अपने शरीर के साथ व्यवहार करते हैं, उसका असर आपके बुढ़ापे में देखने को मिलता है। ये आपके शरीर बनाने के वर्ष हैं, इन वर्षों के दौरान जितना हो सके उतना स्वस्थ खाएँ, और अपने 50 के बाद के सालों में इसका लाभ प्राप्त करें। धूम्रपान, शराब और अन्य नशीले पदार्थों से पूरी तरह दूर रहें, ये आपके स्वास्थ्य को आंतरिक रूप से खराब करते हैं। इनका नुकसान आपके 20 और 30 के सालों के दौरान नहीं दिखाई देता है, लेकिन आपके 50 या आजकल आपके 40 तक पहुँचते ही इसके खतरनाक परिणाम दिखने लगते हैं। जंक फूड खाएँ लेकिन केवल अपनी स्वाद कली को संतुष्ट करने के लिए, अपना पेट भरने के लिए नहीं।

#2 ग़लती

मैं एक बहुत ही स्वास्थ्य के प्रति जागरूक व्यक्ति हूँ, और मेरा मानना है कि प्रकृति के पास सभी समाधान हैं। हालांकि मुझे एक बीमारी है, लेकिन मेरा मानना है कि मुझे दवा की जरूरत नहीं है। मैं स्वस्थ भोजन और अच्छी जीवनशैली से अपने आप को प्राकृतिक रूप से ठीक कर सकता हूँ।

यदि आप किसी रोग से ग्रसित हैं तो इसका मतलब है कि अनजाने में कुछ नुकसान पहले ही हो चुका है। ध्यान रखें कि दवाएँ दुश्मन नहीं हैं, बस वे प्राकृतिक भोजन नहीं

हैं। केवल दवाओं पर निर्भरता अच्छी नहीं है, वहीं, जब आपके शरीर को दवाओं की जरूरत हो तो उनको पूरी तरह से छोड़ देना भी सही नहीं है। निस्संदेह, स्वस्थ आहार और स्वस्थ जीवनशैली आपको बहुत तेजी से ठीक कर सकतें हैं, लेकिन निश्चित ही आपको किसी बीमारी के इलाज के लिए दवा की आवश्यकता होती है। स्वस्थ खाद्य पदार्थों के साथ, आप अपने आप को तेजी से ठीक कर सकते हैं, और चूंकि आपका शरीर अधिक तेज़ी से रिकवर होता है, इसलिए आपको चिकित्सा के सामान्य से छोटे कोर्स की आवश्यकता होती है जिसका सीधा अर्थ है कम दुष्प्रभाव।

#3 ग़लती

पिछली बार जब मुझे परेशानी हुई थी, तब मेरे डॉक्टर ने कुछ दवाइयाँ लिखी थीं। अब फिर से मुझे वही समस्या महसूस हो रही है, मुझे वही दवाएँ ले लेनी चाहिए जो डॉक्टर ने मुझे पिछली बार बताई थीं।

स्वयं दवाएँ (सेल्फ मेडिकेशन) न लें। किसी भी बीमारी के दोबारा होने की स्थिति में दवाएँ समान हो सकती हैं, लेकिन अलग-अलग खुराक के साथ। खुद डॉक्टर न बनें। बिना डॉक्टर के सलाह लिए खुद दवाइयाँ लेने से शरीर में दवाई की अधिमात्रा (ओवरडोज़) हो सकती है, जिसके जान लेवा परिणाम हो सकते हैं। जब भी आप ठीक महसूस नहीं कर रहे हों तो अपने डॉक्टर से सलाह लें और सीधे उनसे पूछें कि क्या वही लक्षण के दोबारा होने पर इन्हीं दवाओं को फिर से लेना सुरक्षित है। हमेशा अपने डॉक्टर से पूछें कि आपकी बीमारी को मैनेज करने के लिए आपका आहार क्या होना चाहिए? अपने फार्मासिस्ट से पूछें कि क्या कोई ऐसा भोजन है जिसका आपको दवा लेते समय परहेज़ करना चाहिए।

#4 ग़लती

मैं दो महीने से अपनी बीमारी के लिए दवा ले रही हूँ, और अब मेरी हालत में सुधार हुआ है। हालाँकि मेरे डॉक्टर ने मुझे 3 महीने का दवा का कोर्स पूरा करने की सलाह दी है लेकिन अब मैं ठीक महसूस कर रही हूँ, इसलिए दो महीने तक दवा लेने के बाद अब मैंने दवा लेना बंद कर दिया है।

ऐसा करने की सलाह कभी नहीं दी जाती है। हो सकता है कि आपके स्वस्थ आहार और स्वस्थ जीवनशैली से आप दूसरों की तुलना में जल्दी ठीक हो गए हैं, लेकिन आपको कभी भी अपने डॉक्टर से परामर्श किए बिना दवा का कोर्स बीच में नहीं छोड़ना चाहिए। यहाँ तक कि अगर आपके लक्षणों को शुरुआती दवाओं से राहत मिली है, तो भी आपको बीमारी का पूरी तरह से इलाज करने के लिए कोर्स को पूरा

करने की आवश्यकता होती है। अन्यथा, बीमारी एक बार ठीक होने के बाद फिर से हो जाएगी, और जैसा कि प्रारंभिक चरण में इसका इलाज नहीं किया गया था, इसलिए दोबारा बीमारी अधिक गंभीरता से होगी। कुछ दवाओं को अचानक बंद करने से शरीर में विड्रॉल सिम्प्टम्स (महत्वपूर्ण शब्दावली खंड में अर्थ देखें) पैदा होते हैं और रोग की स्थिति और खराब हो जाती है। अपनी दवाएँ छोड़ने के बजाय, आपको डॉक्टर को अपने स्थिति के सुधार के बारे में सूचित करना चाहिए। आपके डॉक्टर उसी दवा की खुराक को धीरे-धीरे कम करेंगे और पहले की तुलना में कोर्स जल्दी पूरा कर देंगे, या वह आपको आपकी बीमारी के प्रकार और आपकी स्थिति के आधार पर पूरा कोर्स करने की सलाह देंगे।

#5 ग़लती

मैं अपनी बीमारी के लिए दवा ले रहा हूँ और दवा अपना काम कर रही है। यह मुझे ठीक कर देगी, मुझे न्यूट्रिशन इत्यादि के बारे में ज्यादा चिंता करने की ज़रूरत नहीं है।

खान-पान और रहन-सहन किसी भी बीमारी के प्रबंधन में बहुत बड़ी भूमिका निभाते हैं। यदि आपका आहार स्वस्थ नहीं है और आपकी जीवनशैली भी अच्छी नहीं है, तो नियमित दवा के बावजूद आपकी स्थिति खराब हो सकती है। इम्युनिटी बढ़ाने वाले खाद्य पदार्थ आपके शरीर को बीमारी से लड़ने और आपके शरीर को ठीक करने के लिए तैयार करते हैं। एक स्वस्थ जीवनशैली आपके शरीर से बोझ को दूर करती है जिससे आपका शरीर पूरी तरह से बीमारी के इलाज पर ध्यान केंद्रित कर सकता है।

#6 ग़लती

कुछ रोग जैसे डायबिटीज़, हाई ब्लड प्रेशर, आर्थराइटिस आदि उम्र के साथ स्वाभाविक रूप से आते हैं। आप इन बीमारियों से बच नहीं सकते। मुझे पता है कि हर दूसरे व्यक्ति को इनमें से एक बीमारी है, इसलिए मेरी उम्र में यह बहुत सामान्य है।

यह आम हो सकता है लेकिन वास्तव में सामान्य नहीं है। यह सबसे बड़ा मिथक है कि कुछ बीमारियाँ स्वाभाविक रूप से उम्र के साथ आती हैं। उम्र के साथ हमारा शरीर थोड़ा कमजोर हो जाता है, लेकिन इनमें से ज्यादातर बीमारियाँ हमारे खराब खान-पान और खराब जीवनशैली का परिणाम होती हैं। समय आ गया है कि इन बीमारियों को अपने जीवन का हिस्सा न बनने दें और स्वस्थ भोजन और स्वस्थ जीवनशैली के साथ अपने शरीर का निर्माण करें ताकि ये रोग आपको कभी छू भी न पाए और यदि आपको पहले से ही ये रोग हैं तो उन्हें नियंत्रित किया जा सकें।

रोग प्रबंधन (डिजीज़ मैनेजमेंट)

बीमारी क्या है?

बीमारी आपके शरीर की सामान्य संरचना या कार्य में गड़बड़ी की स्थिति है। जब आपके शरीर के सामान्य कार्य में कुछ गड़बड़ हो जाता है, तो आपका शरीर लक्षणों के रूप में संकेत देता है कि शरीर के अंदर कुछ गलत हो रहा है। यहीं से आपकी जिम्मेदारी शुरू होती है। उचित दवा, स्वस्थ भोजन और स्वस्थ जीवनशैली के साथ, आप बीमारी को रोक सकते हैं और उसका इलाज कर सकते हैं।

रोग मुख्य रूप से दवाओं, आहार और जीवनशैली में संशोधन के साथ प्रबंधित किया जाता है। आइए प्रत्येक की भूमिका को समझें।

दवाओं की भूमिका

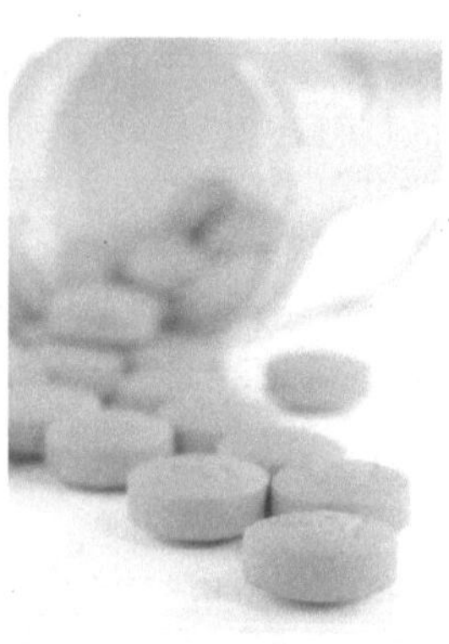

दवाएँ उपचार में महत्वपूर्ण भूमिका निभाती हैं। आम तौर पर दवाएँ तीन तरह से काम करती हैं:

1. दर्द, जी मिचलाना और बुखार जैसे लक्षणों को कम करने के लिए।
2. रोग का उपचार करने के लिए।
3. रोग के उपचार में दवाइयों के प्रयोग से उत्पन्न होने वाले दुष्परिणामों को कम करने के लिए या उनका उपचार करने के लिए। उदाहरण के लिए, आमतौर पर उच्च खुराक वाली दवाओं के साथ अम्ल रोग नाशक दी जाती है क्योंकि उच्च खुराक वाली दवाएँ शरीर में अम्लपित्त (एसिडिटी) पैदा करती हैं।

हर दिन एक ही समय पर दवाएँ लेना महत्वपूर्ण है। दवाएँ शरीर पर अपना प्रभाव दिखाने में अपना समय (ऑनसेट टाइम) लेती हैं। हर दिन एक ही समय पर दवाएँ लेना यह सुनिश्चित करता है कि उपचार के दौरान इसका सक्रिय तत्व शरीर में समान रूप से उपलब्ध रहेगा।

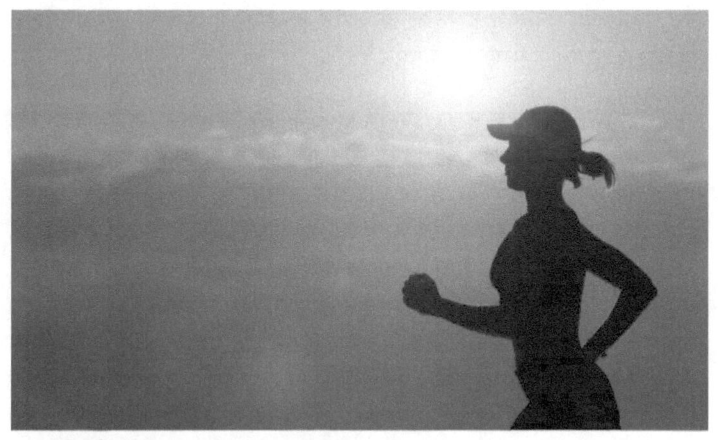

जीवनशैली विकल्पों की भूमिका

खराब जीवनशैली विकल्प आपके शरीर पर बोझ डालते हैं। सरल शब्दों में कहें तो ये अनेक रोगों के कारक हैं। अस्वास्थ्यकर जीवनशैली विकल्प आपके शरीर को कमजोर बनाते हैं, आपकी इम्युनिटी को कम करते हैं और आपको कई बीमारियों के प्रति संवेदनशील बनाते हैं।

अस्वास्थ्यकर जीवनशैली विकल्पों के उदाहरण:

- तनाव
- धूम्रपान
- शराब
- अस्वास्थ्यकर आदतें
- अपर्याप्त नींद

जब खराब जीवनशैली विकल्पों की बात आती है तो धूम्रपान, शराब और अपर्याप्त नींद के बारे में बहुत सारी चर्चाएँ होती रहती हैं, लेकिन हम अक्सर अन्य खराब जीवनशैली विकल्प जैसे तनाव और अस्वास्थ्यकर आदतों को हल्के में लेते हैं।

कई बीमारियों में तनाव का अहम योगदान होता है। जब आप तनाव में होते हैं, तो आपका शरीर कोर्टिसोल नामक स्ट्रेस हार्मोन छोड़ता है, जिससे आपका हृदय तेजी से पंप करता है और आपका ब्लड प्रेशर बढ़ता है। तनावपूर्ण समय बीत जाने के बाद, आपका शरीर कम मात्रा में कोर्टिसोल छोड़ता है। आपका हृदय और ब्लड प्रेशर सामान्य हो जाता है। लेकिन अगर आप लगातार तनाव में हैं, तो आपके शरीर में कोर्टिसोल का लगातार उच्च स्तर कई स्वास्थ्य समस्याओं का कारण बन सकता है। हर दिन कम से कम 2 घंटे अपने लिए निकालें, इस दौरान कुछ न करें, बस आराम करें।

दिन में सिर्फ दो तनाव मुक्त घंटे आपके शरीर को अपने सभी कार्यों और प्रणालियों को सामान्य करने के लिए पर्याप्त समय देतें हैं।

खाने से पहले और वॉशरूम का उपयोग करने के बाद अपने हाथ नहीं धोना, और खुले घाव को छूने जैसी अस्वच्छ आदतें कीटाणुओं को शरीर में प्रवेश करने देती हैं। नतीजतन, आपका इम्यून सिस्टम इन कीटाणुओं से लड़ने में व्यस्त रहता है और समय के साथ इम्यून सिस्टम कमजोर हो जाता है। जब आपका इम्यून सिस्टम कमजोर हो जाता है, तो यह आपको बड़ी और गंभीर बीमारियों से नहीं बचा पाता है। इसलिए, अपने इम्यून सिस्टम पर ज़ोर न दें। पहले से ही वातावरण में इतना प्रदूषण है जिससे आपका इम्यून सिस्टम रोज लड़ता है, इसलिए इसे और ज्यादा बोझ न दें। अच्छी स्वच्छता बनाए रखें और अपनी इम्यून सिस्टम को स्वस्थ रखें। आप जब भी बाहर से आएँ तो सबसे पहले अपने हाथों को साबुन से धोएँ। यह आदत आपको कई बीमारियों से बचाएगी। साथ ही, “5-सेकंड रूल” एक बड़ा मिथक है। यहाँ तक कि फर्श का एक छोटा सा एक्सपोजर भी आपके भोजन को पांच सेकंड से कम समय में ई कोलाई, साल्मोनेला और अन्य बैक्टीरिया से दूषित कर सकता है।

बिमारियों से दूर रहने के लिए आपका फोकस पॉइंट क्या होना चाहिए?

यदि आप अपने इम्यून सिस्टम और पाचन तंत्र को स्वस्थ रखते हैं तो आप कई रोगों के जोखिम को बहुत कम कर देते हैं।

इम्यून सिस्टम को कमजोर करने वाली जीवनशैली विकल्पों से दूर रहें, जैसे

- तनाव में रहना
- धूम्रपान करना
- शराब पीना
- नशीले पदार्थों का सेवन

इम्युनिटी बढ़ाने वाली जीवनशैली को अपनाएँ

- 7-8 घंटे की नींद
- बार-बार हाथ धोना
- सुबह की धूप सेकना
- योग
- लंच और डिनर के बाद टहलना

इम्युनिटी को कमजोर करने वाले खाद्य पदार्थों से परहेज़ करें

- ट्रांस फैट
- प्रोसेस्ड फूड
- डिब्बाबंद खाना
- रिफाइंड कार्बोहाइड्रेट
- चीनी में उच्च खाद्य पदार्थ

अपने आहार में इम्युनिटी बढ़ाने वाले खाद्य पदार्थों को शामिल करें

- विटामिन सी से भरपूर खाद्य पदार्थ
- जिंक में उच्च खाद्य पदार्थ
- ऐसे खाद्य पदार्थ जिनमें एंटी-इन्फ्लेमेटरी गुण होते हैं

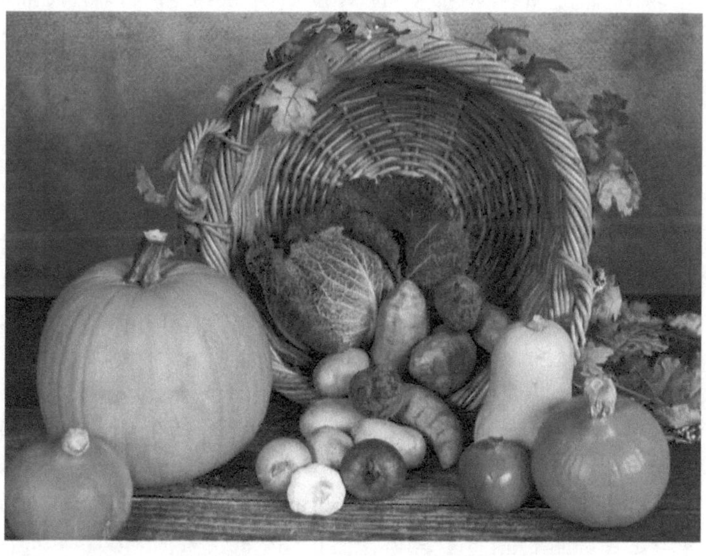

खाद्य पदार्थों की भूमिका

रोग प्रबंधन के हर चरण में खाद्य पदार्थ एक बड़ी भूमिका निभाते हैं, जैसे कि

1. रोग को रोकने के लिए।
2. चिकित्सा अवधि को छोटा करने के लिए।

3. रोग को नियंत्रित करने के लिए।
4. रोग की पुनरावृत्ति को रोकने के लिए।

शरीर प्रकृति का उत्पाद है, और आपका शरीर भोजन जैसी प्राकृतिक चीजों से प्यार करता है। प्लांट बेस्ड (वनस्पति पर आधारित) स्वस्थ खाद्य पदार्थ विभिन्न बीमारियों और ऑटोइम्यून विकारों को रोक सकते हैं और आपके शरीर को किसी भी बीमारी से लड़ने के लिए पर्याप्त रूप से मजबूत बनाने में मदद करते हैं। प्लांट बेस्ड स्वस्थ खाद्य पदार्थ आपके शरीर को स्वस्थ बनाते हैं, दवाओं पर आपकी निर्भरता को कम करते हैं और आपके जीवन में रोग-मुक्त वर्षों को जोड़ते हैं।

क्यों फूड थेरेपी सबसे अच्छी थेरेपी है?

अधिकतर दवाएँ आपके शरीर में बीमारी के कारण उत्पन्न हुई गड़बड़ी पर काम करती हैं, जबकि खाद्य पदार्थ बीमारी के मूल कारण पर काम करते हैं और आपके शरीर को प्राकृतिक रूप से बीमारी से लड़ने के लिए मजबूत बनाते हैं। इसके अलावा, खाद्य पदार्थों का कोई दुष्प्रभाव नहीं होता है। एक सरल नियम यह है कि आप अपने आहार में हर रंग की सब्जियाँ और फल शामिल करें, यह आपको अनगिनत बीमारियों से बचाएगा।

हम फ़ास्ट फूड जैसे अस्वास्थ्यकर खाद्य पदार्थों से दूर रहने की कोशिशों में इतने चिंतित हैं कि अब यह काफी तनावपूर्ण हो गया है। जितना अधिक आप उनसे दूर भागने की कोशिश करते हैं, उतना ही उनके प्रति आपकी लालसा बढ़ती जाती है। यदि आप अस्वास्थ्यकर खाद्य पदार्थ से परहेज़ करते है, लेकिन आपके आहार में आवश्यक पोषक तत्वों की कमी है, तो सिर्फ अस्वास्थ्यकर खाद्य पदार्थों से परहेज़ का कोई खास स्वास्थ्य लाभ नहीं है। स्वस्थ रहने के लिए, स्वस्थ खाद्य पदार्थों को अपने आहार में शामिल करना केवल अस्वास्थ्यकर खाद्य पदार्थों से परहेज़ करने से अधिक महत्वपूर्ण है। यह समय इस बात पर ध्यान देने का है कि आपको क्या खाना चाहिए, न कि क्या नहीं खाना चाहिए। सिर्फ वजन घटाने के लिए ही अपने आहार में बदलाव न करें, इसके बजाय, स्वस्थ और रोग मुक्त जीवन के लिए अपने आहार को संतुलित बनाएँ।

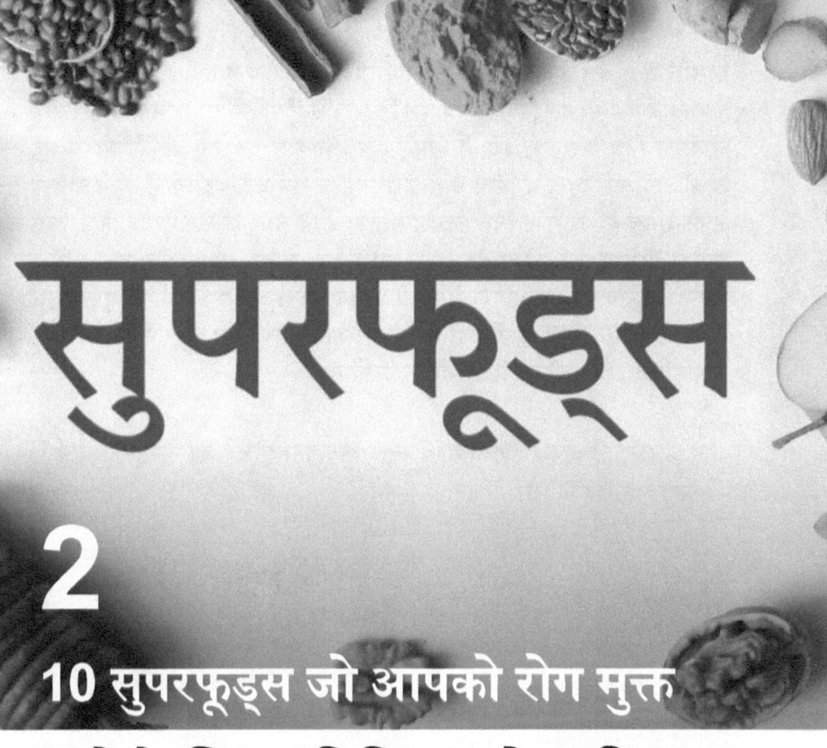

सुपरफूड्स

2

10 सुपरफूड्स जो आपको रोग मुक्त रहने के लिए प्रतिदिन खाने चाहिए

स्वस्थ आहार आपको कई बीमारियों से बचा सकता है और किसी भी बीमारी की स्थिति में सुधार कर सकता है। सुपरफूड ऐसे खाद्य पदार्थ हैं जो पोषक तत्वों से भरपूर होते हैं। एक फूड को सुपरफूड तब माना जाता है जब यह न केवल एक बीमारी से रक्षा या उसका उपचार कर सकता है, बल्कि इसका नियमित सेवन आपको एक समय में कई बीमारियों से बचा सकता है। केवल सुपरफूड खाने और अन्य खाद्य पदार्थों से परहेज़ करने से आपके रोग मुक्त जीवन की गारंटी नहीं मिलती है। लेकिन हर दिन सुपरफूड खाने से निश्चित रूप से बीमारियों के विकसित होने का खतरा कई गुना कम हो जाता है। ऐसा इसलिए है क्योंकि सुपरफूड में सक्रिय रासायनिक कंपाउंड होते हैं जो शरीर में एंटीऑक्सिडेंट और एंटी-इन्फ्लेमेटरी प्रभाव डालते हैं। वे फ्री रेडिकल्स को मारकर ऑक्सीडेटिव स्ट्रेस को रोक कर शरीर में इन्फ्लेमेशन को कम करते हैं। ऑक्सीडेटिव स्ट्रेस और इन्फ्लेमेशन कैंसर, आर्थराइटिस, डायबिटीज़ और

ऐसी कई क्रोनिक बीमारियों के प्रमुख कारण हैं। हर रोज सुपरफूड्स खाने से आप इन बीमारियों से बच सकते हैं। सुपरफूड्स को दवाओं के रूप में न देखें जिनकी आपको केवल तब तक जरूरत होती है जब तक कि आपकी स्थिति में सुधार न हो जाए। उन्हें आजीवन मित्र के रूप में देखें, वे आपके शुभ चिंतक हैं, इसलिए आपको जीवन भर उनकी संगति में रहना चाहिए। मैं शीर्ष सुपरफूड्स सूचीबद्ध कर रही हूँ जिन्हें आपको अपने दैनिक आहार में शामिल करना चाहिए। इसके साथ ही रोग मुक्त रहने के लिए आपको प्रोसेस्ड फूड, डिब्बाबंद खाना, तला हुआ खाना, नमक, और अन्य प्रसिद्ध स्वास्थ्य खराब करने वाले पदार्थों से भी परहेज़ करना चाहिए। यहाँ ऐसे सुपरफूड्स हैं जिनमें औषधीय गुण हैं और जो दवाओं पर आपकी निर्भरता को कम कर सकते हैं। आइए मिलते हैं हमारे आजीवन भोजन मित्रों से:

नोट: फ्री रेडिकल्स, ऑक्सीडेटिव स्ट्रेस और इन्फ्लेमेशन का अर्थ महत्वपूर्ण शब्दावली खंड में देखें।

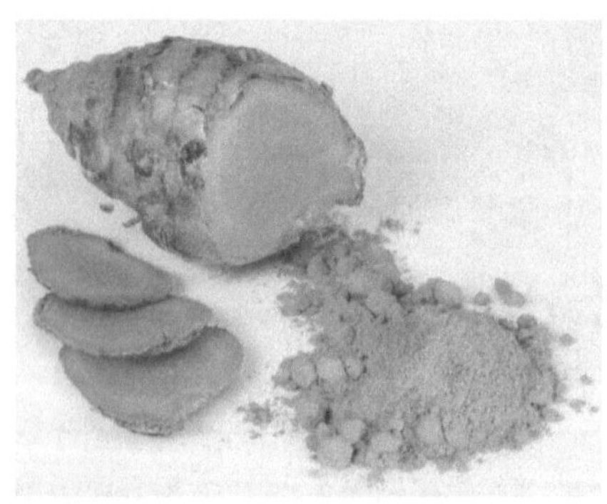

हल्दी

हल्दी सुपरफूड्स की सूची में सबसे ऊपर है। हल्दी के वैज्ञानिक रूप से सिद्ध स्वास्थ्य लाभ हैं। इसका श्रेय हल्दी कें सक्रिय घटक करक्यूमिन को जाता है। करक्यूमिन हल्दी को चमकीला पीला रंग देता है और इसमें कई औषधीय गुण होते हैं। यह एक शक्तिशाली एंटी-इन्फ्लेमेटरी, एंटीऑक्सिडेंट, एंटीबैक्टीरियल, एंटीवायरल और एंटिफंगल एजेंट है। ये गुण आपके शरीर को अंदर से मजबूत बनाए रखने में काफी महत्वपूर्ण भूमिका निभाते हैं और आपको अधिकांश बीमारियों से बचा सकते हैं।

इन्फ्लेमेशन शरीर के लिए अच्छा होता है क्योंकि यह चोट को ठीक करने या संक्रमण से लड़ने में मदद करता है, लेकिन हमारे आजकल के खान-पान और जीवनशैली से शरीर में खतरनाक स्तर पर इन्फ्लेमेशन हो रहा है। लम्बे समय से चला आ रहा इन्फ्लेमेशन आर्थराइटिस, हृदय रोग, अल्जाइमर (भूलने की बीमारी), डिप्रेशन, कैंसर और अन्य डिजनरेटिव स्थितियों सहित लगभग हर बीमारी के कारणों में

से एक है। करक्यूमिन में शक्तिशाली एंटी-इंफ्लेमेटरी गुण होते हैं जो आपको कई बीमारियों से बचाते हैं। ब्रेन-डिराइव्ड न्यूरोट्रॉफिक फैक्टर (BDNF) का कम स्तर अल्जाइमर और डिप्रेशन से जुड़ा है। हल्दी बीडीएनएफ के स्तर को बढ़ाती है और डिप्रेशन और अल्जाइमर रोग को रोकने में और इसके इलाज में बहुत प्रभावी है।

हल्दी ट्यूमर सेल्स के विकास को रोक कर प्रोस्टेट, स्तन, कोलोरेक्टल और पैंक्रियास के कैंसर सहित विभिन्न प्रकार के कैंसर को रोकने और नियंत्रित करने में मदद करती है।

इसके एंटीबैक्टीरियल और एंटीवायरल गुण के कारण, करक्यूमिन संक्रमण और दाद और वायरल फ्लू सहित विभिन्न प्रकार के वायरस से लड़ने में मदद कर सकती है। इसलिए अगली बार जब आपको वायरल फीवर हो तो दूध में एक चम्मच हल्दी पाउडर मिलाकर दो मिनट तक उबालें और सोने से पहले इसे पी लें। यह आपको तेजी से ठीक करेगा।

हल्दी कोशिकाओं को फ्री रेडिकल्स से होने वाले नुकसान से बचाती है। अस्वास्थ्यकर खाद्य पदार्थ जैसे अत्यधिक चीनी, सैचुरेटेड फैट में उच्च खाद्य पदार्थ और खराब जीवनशैली विकल्प जैसे सिगरेट और शराब पीना, फ्री रेडिकल्स निर्माण में योगदान देते हैं जो टिश्यूज़ को क्षति पहुँचाते हैं। फ्री रेडिकल्स ऑक्सीकरण प्रक्रिया के माध्यम से अपने इलेक्ट्रॉन को डीएनए, प्रोटीन और मेम्ब्रेन (झिल्ली) के कोशिकाओं के साथ जोड़कर उनको नुकसान पहुँचाते हैं। फ्री रेडिकल्स एजिंग और अन्य स्वास्थ्य जटिलताओं के लिए जिम्मेदार हैं।

हल्दी में प्रचुर मात्रा में पॉलीफेनोल्स (इसका अर्थ महत्वपूर्ण शब्दावली खंड में देखें), फ्लेवोनोइड्स, टैनिन और एस्कॉर्बिक एसिड होता है, ये सभी प्राकृतिक एंटीऑक्सिडेंट हैं और कोशिकाओं को फ्री रेडिकल्स से होने वाले नुकसान से बचाते हैं।

हल्दी का सेवन कैसे करें?

सर्दी के मौसम में ताजी हल्दी का सेवन करें। इसे कद्दूकस कर लें और अपनी सुबह की चाय में डालें। अन्य मौसमों में खाना पकाने में हल्दी पाउडर का प्रयोग करें और रात को सोने से पहले गर्म हल्दी वाला दूध लें। हल्दी गर्म प्रकृति की होती है, इसलिए गर्मियों में इसका अधिक सेवन न करें, अन्यथा आपको मुँह में छाले हो सकते हैं।

किसे हल्दी नहीं खानी चाहिए?

इसका सेवन कोई भी कर सकता है। काली मिर्च को हल्दी के साथ खाएँ, यह शरीर में करक्यूमिन के अब्सॉर्प्शन (अवशोषण) को बढ़ाता है। हालांकि, यदि आप रक्त

को पतला करने वाली दवाएँ जैसे वारफारिन ले रहे हैं, तो आपको हल्दी का सेवन सीमित करना चाहिए क्योंकि वारफारिन की ही तरह हल्दी भी रक्त को शुद्ध करती है और रक्त को पतला करती है।

मुझे एक दिन में कितनी हल्दी खानी चाहिए?

आपको एक दिन में 500 mg-1000 mg करक्यूमिन प्राप्त करने का लक्ष्य रखना चाहिए, जो एक बड़े चम्मच ताज़ी पिसी हुई हल्दी या एक बड़े चम्मच हल्दी पाउडर के बराबर है। हल्दी का सप्लीमेंट्स न लें इसके बजाय ताजी या हल्दी पाउडर का इस्तेमाल करें।

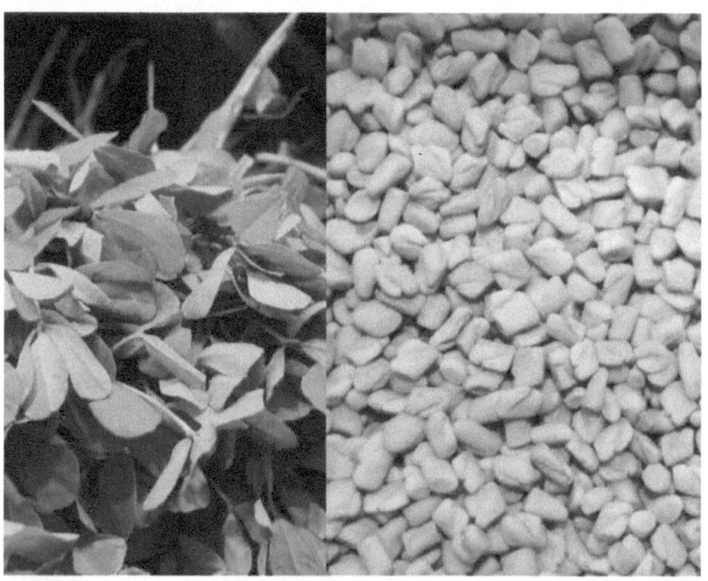

मेथी

मेथी के पत्तों और दानों में पोषक तत्वों की एक विस्तृत श्रृंखला होती है जो कई स्वास्थ्य लाभ प्रदान करती है। ये आयरन, विटामिन, बायोटिन, कोलीन, फ्लेवोनोइड्स और फाइबर से भरे होते हैं। मेथी दाने की उच्च फ्लेवोनोइड सामग्री एंटीऑक्सीडेंट के रूप में कार्य करती है और दर्द और सूजन को कम कर के आर्थराइटिस की स्थिति में

सुधार करती है। मेथी के पत्ते और दाने घुलनशील फाइबर में उच्च होते हैं, जो ब्लड शुगर और कोलेस्ट्रॉल के स्तर को कम करने में मदद करते हैं। मेथी में मौजूद फाइबर कार्बोहाइड्रेट के पाचन और अब्सॉर्प्शन को धीमा कर देते हैं, जो इन्हें डायबिटीज़ को नियंत्रित करने में बहुत प्रभावी बनाता है। आपके रक्त में कोलेस्ट्रॉल का उच्च स्तर हृदय रोगों के खतरे को बढ़ाता है। मेथी में मौजूद घुलनशील फाइबर कोलेस्ट्रॉल के कणों से जुड़ जाते हैं और उनको शरीर से अपने साथ बाहर निकाल देते हैं, जिससे शरीर में कोलेस्ट्रॉल का स्तर कम होता है और ब्लड प्रेशर कम हो जाता है। इससे हृदय की जटिलताओं का रिस्क कम होता है और हृदय के स्वास्थ्य में सुधार होता है।

इसके अलावा, मेथी बालों के झड़ने, पुरुष नपुंसकता और अन्य प्रकार के यौन रोग के उपचार में प्रभावी होती है।

मुझे एक दिन में कितनी मेथी का सेवन करना चाहिए?

परिणाम देखने के लिए छह महीने तक दिन में एक बार एक चम्मच मेथी दाने का सेवन करें। सर्दी के मौसम में हर दिन या हर दूसरे दिन ताजी मेथी के पत्ते खाएँ।

मेथी का सेवन करने का सबसे अच्छा तरीका क्या है?

एक चम्मच मेथी के दानों को रात भर एक गिलास पानी में भिगो दें। अगली सुबह मेथी दानों को चबाकर मेथी के पानी (जिसमें दाने भिगोए हुए थे) के साथ निगल लें। ताजे मेथी के पत्तो का सलाद बनाएँ या सरसों के तेल में भून कर खाएँ और स्वाद बढ़ाने के लिए इसमें लहसुन डालें।

मेथी किसे नहीं खानी चाहिए?

यदि आप डायबिटीज़ या हाई ब्लड प्रेशर की दवा ले रहे हैं, तो अपने डॉक्टर और फार्मासिस्ट की सलाह के बिना मेथी को अधिक मात्रा में लेना शुरू न करें। मेथी आपके डायबिटीज़ और बीपी दवाओं के समान कार्य करती है। इसलिए दोनों को लेने से ब्लड शुगर और ब्लड प्रेशर सुरक्षित सीमा से कम हो सकता है, जिसके कारण, आपकी दवाओं की खुराक को बदलना पड़ सकता है।

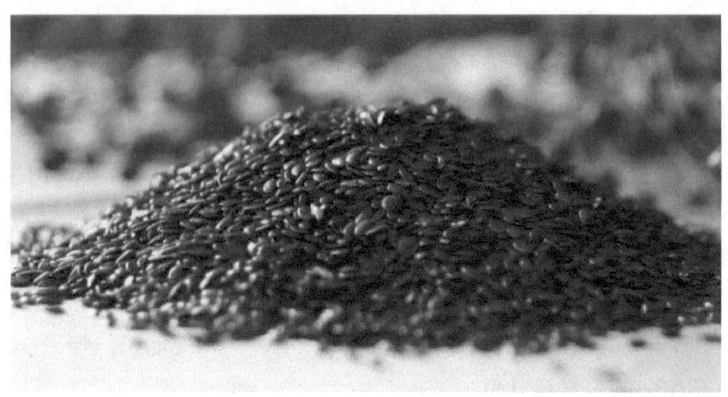

अलसी (फ्लैक्स सीड्स)

अलसी (फ्लैक्स सीड्स) शायद सभी बिजो में सबसे स्वास्थ्यप्रद हैं। इन्हें सुपरफूड की प्रतिष्ठा मिली है क्योंकि ये कैंसर से लड़ने वाले लिग्नांस नामक पॉलीफेनोल्स, अल्फा-लिनोलेनिक एसिड (एएलए) नामक ओमेगा-3 फैट और फाइबर से भरे हुए हैं। अलसी में किसी भी अन्य प्लांट फूड की तुलना में लगभग 100 गुना अधिक लिग्नांस होता है, जो स्तन कैंसर, पेट के कैंसर और प्रोस्टेट कैंसर से बचाने में मदद करता है। वे एक प्रकार के ओमेगा-3 फैट (अल्फा-लिनोलेनिक एसिड (ALA)) के सबसे अच्छे स्रोतों में से एक हैं। ओमेगा-3 में उच्च होने के कारण, वे अपने एंटी-इन्फ्लेमेटरी एक्शन के माध्यम से हृदय रोग, स्ट्रोक और डायबिटीज़ के रिस्क को कम करने में मदद करते हैं। ओमेगा-3 फैटी एसिड (अल्फा-लिनोलेनिक एसिड) लिग्नांस के साथ शरीर में प्रो-इंफ्लेमेटरी एजेंट (सूजन करने वाले एजेंट) के रिलीज़ को रोकता है और इन्फ्लेमेशन को कम करता है। अलसी के एंटी-कैंसर गुण उनमे मौजूद लिग्नांस के कारण होते हैं जो हार्मोन मेटाबोलिज्म (उपापचय) में शामिल एंजाइमों को रोककर कैंसर सेल्स के विकास, आकार और प्रसार को दबाते हैं।

मुझे एक दिन में कितना अलसी खाना चाहिए?

एक दिन में एक चम्मच (10 g-15 g) अलसी।

अलसी खाने का सबसे अच्छा तरीका क्या है?

इन्हें सूखा भून कर पीस लें। रोटी के आटे में पिसी हुई अलसी डालें।

किसे अलसी नहीं खाना चाहिए?

आज तक इसका कोई साइड इफेक्ट नहीं पाया गया है, इसलिए अलसी का सेवन सभी के लिए सुरक्षित है। याद रखें कि संयम ही स्वास्थ्य की कुंजी है। अलसी का बहुत कम पानी के साथ सेवन करने से कब्ज की समस्या बढ़ सकती है और आंतों में रुकावट हो सकती है, इसलिए अलसी को खूब पानी के साथ लें।

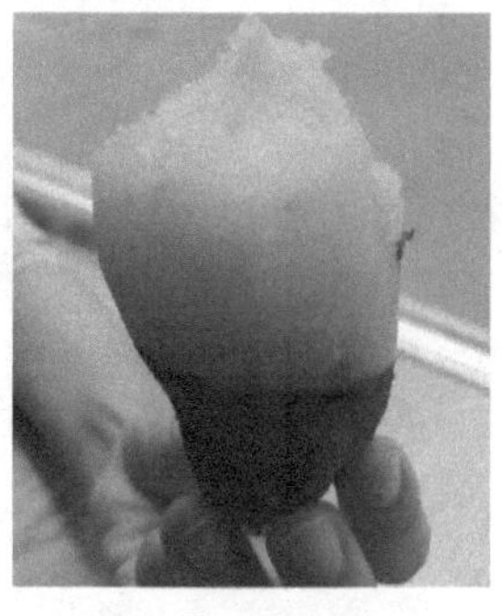

शकरकंद

शकरकंद बीटा कैरोटीन के सबसे अच्छे स्रोतों में से एक है। बीटा कैरोटीन शरीर में विटामिन ए में परिवर्तित हो जाता है और आँखों के स्वास्थ्य को बढ़ावा देने के साथ-साथ इम्युनिटी को भी बढ़ाता है। बीटा कैरोटीन एक शक्तिशाली एंटीऑक्सिडेंट के रूप में कार्य करता है जो आपके सेल डैमेज को कम करता है और कैंसर से जुड़े फ्री रेडिकल्स से होने वाले नुकसान को रोकता है। शकरकंद के उच्च फाइबर कब्ज से राहत दिलाते हैं और पाचन तंत्र के स्वास्थ्य को बढ़ावा देते हैं। इनमें मौजूद एंथोसायनिन पिग्मेंट (विशेष रूप से बैंगनी-रंग वाले शकरकंद) शरीर में इन्फ्लेमेशन को रोकने और कम करने में मदद करते हैं।

शकरकंद मैग्नीशियम और पोटेशियम से भरपूर होते हैं, ये दोनों ही ब्लड प्रेशर को कम करने और हृदय रोगों के खतरे को कम करने के लिए आवश्यक हैं।

शकरकंद में मौजूद उच्च फाइबर और मैग्नीशियम डायबिटीज़ के खतरे को कम कर सकते हैं। इसके अलावा, शकरकंद के सेवन से ब्लड शुगर के स्तर को नियंत्रित करने में मदद मिलती है, खासकर डायबिटीज़ वाले लोगों में इसके उच्च अघुलनशील फाइबर इंसुलिन संवेदनशीलता को बढ़ाते है। अन्य स्टार्चयुक्त खाद्य पदार्थों के विपरीत, शकरकंद ग्लाइसेमिक इंडेक्स (जीआई) पैमाने पर कम है जिसका अर्थ है कि ये ब्लड में शुगर को धीरे-धीरे और स्थिर रूप से छोड़ता है, जिससे ब्लड शुगर के स्तर को नियंत्रित रखने में सहायता मिलती है।

मुझे एक दिन में कितने शकरकंद खाने चाहिए?

एक दिन में एक मध्यम शकरकंद आपके विटामिन ए के दैनिक संस्तुत (रेकमेंडेड) सेवन को पूरा करने के लिए पर्याप्त है।

शकरकंद पकाने का सबसे अच्छा तरीका क्या है?

शकरकंद से अधिक से अधिक पोषण प्राप्त करने के लिए, इन्हें छीलें नहीं, बस धो लें और पकाने से पहले अच्छी तरह से साफ़ कर लें। इन्हें उबाला जा सकता है, भाप में पकाया जा सकता है और बेक किया जा सकता है। उबले हुए या भाप में पके हुए शकरकंद बेक्ड शकरकंद के अधिक स्वस्थ होते हैं क्योंकि बेकिंग में शकरकंद की शुगर रिलीज़ होती है, जिससे रक्त में शुगर का स्तर बढ़ सकता है।

किसे शकरकंद नहीं खाना चाहिए?

जिन लोगों को किडनी में पथरी है या पथरी विकसित होने का खतरा है या जो डायलिसिस पर हैं, उन्हें शकरकंद का कम सेवन करना चाहिए। ऐसा इसलिए है क्योंकि शकरकंद में पोटैशियम की मात्रा अधिक होती है। जब आपको किडनी की बीमारी होती है, तो आपकी किडनी अतिरिक्त पोटैशियम नहीं निकाल पाती है और आपके रक्त में बहुत अधिक पोटैशियम रह जाता है, जो नुकसानदेह है।

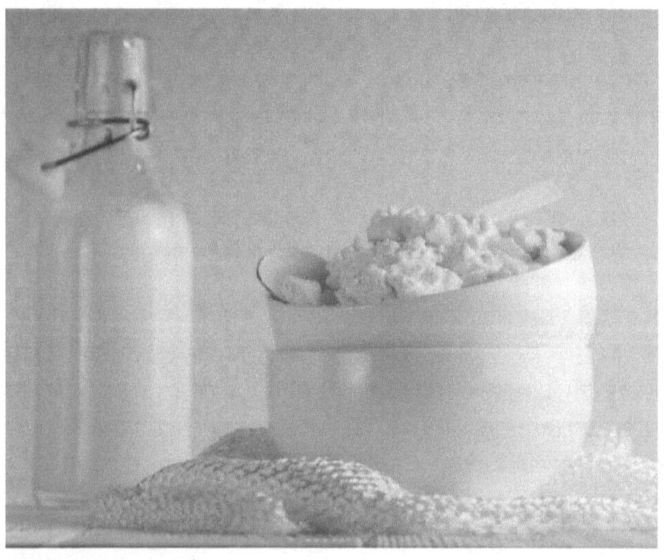

गाय का दूध

आपको हर दिन दूध पीना चाहिए क्यों कि गाय का दूध एक संपूर्ण भोजन है यानी इसमें वह सभी पोषक तत्व मौजूद हैं जो आपके स्वस्थ शरीर के लिए आवश्यक

है। गाय का दूध प्रोटीन, कैल्शियम, पोटेशियम, विटामिन ए, विटामिन बी और फॉस्फोरस से भरपूर होता है। जब आपको भूख लगे तो एक गिलास गाय के दूध पिए, यह आपको अगले 2-3 घंटे तक ऊर्जा देने के लिए पर्याप्त है।

आइए देखें कि क्यों दूध आपके स्वास्थ्य के लिए इतना अच्छा है:

प्रोटीन, अमीनो एसिड कंपाउंड्स के गठबंधन से बनता है। सामान्य कामकाज को बनाए रखने के लिए आपके शरीर को भोजन के माध्यम से नौ आवश्यक अमीनो एसिड लेने की आवश्यकता होती है। सभी प्रोटीन स्रोतों को उच्च गुणवत्ता वाला पूर्ण प्रोटीन नहीं माना जाता है क्योंकि सभी प्रोटीन युक्त खाद्य पदार्थों में सभी नौ आवश्यक अमीनो एसिड नहीं होते हैं। दूध कैसिइन (80%) और व्हेय (20%) प्रोटीन का एक अच्छा स्रोत है। दोनों को पूर्ण प्रोटीन माना जाता है क्योंकि दोनों में सभी नौ आवश्यक अमीनो एसिड होते हैं जो आपके शरीर के अच्छे स्वास्थ्य को बनाए रखने के लिए आवश्यक हैं।

दूध कैल्शियम का उत्कृष्ट स्रोत है, जो स्वस्थ हड्डियों और दांतों के निर्माण और बोन मास को बनाए रखने के लिए आवश्यक है। दूध में विटामिन डी की मौजूदगी से शरीर में कैल्शियम का अब्सॉर्प्शन बढ़ जाता है। विटामिन डी के साथ कैल्शियम आपको ऑस्टियोपोरोसिस से बचाता है।

दूध में मौजूद मैग्नीशियम और पोटैशियम किडनी और दिल के काम करने में मदद करते हैं और उच्च ब्लड प्रेशर और हृदय रोगों को रोकते हैं।

दूध एक संपूर्ण पैकेज है, आप एक ही सुविधाजनक स्रोत से सभी आवश्यक पोषक तत्व प्राप्त कर सकते हैं। यदि आप वेगन होने की सोच रहे हैं, तो ध्यान रखें कि किसी भी एक वेगन खाद्य स्रोत में दूध के सभी पोषक तत्वों का होना कठिन है। अधिकांश वेगन स्रोत फोर्टीफाइड होते हैं अर्थात उनमें अतिरिक्त पोषक तत्व अलग से डाला जाता है, और ये पोषक तत्व उनमें प्राकृतिक रूप से मौजूद नहीं होते हैं, इसलिए मूल रूप से, ये प्राकृतिक स्रोत नहीं हैं। इसके अलावा, जब आप वेगनिस्म का पालन करते हैं तो आपको शरीर की दैनिक विटामिन और मिनरल्स की आवश्यकता को पूरा करने के लिए सप्लीमेंट्स की आवश्यकता पड़ती है, जो एक प्रभावी तरीका है लेकिन प्राकृतिक तरीका नहीं है। जो कुछ भी प्राकृतिक नहीं है, उस पर लंबे समय तक निर्भर रहने की सलाह नहीं दी जाती है।

दूध के उत्पाद जिन्हें आपको अपने आहार में शामिल करना चाहिए:

गाय का दूध (स्वास्थ्य के लिए सर्वोत्तम), कम फैट वाली दही, छाछ, पनीर और गाय के दूध का घी।

दूध के उत्पाद जिससे आपको परहेज़ करना चाहिए:

हैवी क्रीम, प्रोसेस्ड चीज़, और फुल फैट वाले डेयरी उत्पाद।

मुझे एक दिन में कितना दूध और दूध से बने उत्पादों का सेवन करना चाहिए?

250 मिली गाय का दूध और 2-3 दूध के उत्पाद (दही, पनीर)।

किसे दूध नहीं लेना चाहिए?

यदि आप लैक्टोज इन्टॉलरेंट (दूध में मौजूद लैक्टोज को पचाने में असमर्थ) हैं, तो आपको दूध से परहेज़ करना चाहिए। लैक्टोज फ्री गाय का दूध एक अन्य विकल्प है जिसमें दूध के सभी पोषक तत्व होते हैं, लेकिन यह लैक्टोज से मुक्त होता है। लैक्टोज फ्री गाय का दूध, गाय के दूध में लैक्टेज एंजाइम मिलाकर बनाया जाता है, जो लैक्टोज को ग्लूकोज में तोड़ देता है और इसे लैक्टोज फ्री बनाता है। इसे लैक्टोज-इन्टॉलरेंट लोगों द्वारा आसानी से पचाया जा सकता है।

बारिश के मौसम में दूध और दूध से बने उत्पादों की खपत को सीमित करें। भले ही आप लैक्टोज इन्टॉलरेंट नहीं हैं फिर भी बहुत अधिक दूध और दूध के उत्पाद का सेवन पेट की समस्याओं को बढ़ा सकता है और उलटी, दस्त और पेट दर्द का कारण बन सकता है। इसलिए इनका मॉडरेशन में सेवन करें।

अगर आपको खांसी है, तो दूध और दूध से बने उत्पादों का सेवन सीमित करें। रात में दूध न लें। दूध कफ के उत्पादन को नहीं बढ़ाता है, लेकिन यह आपके मौजूदा कफ को गाढ़ा बना सकता है, आपके गले में जलन पैदा कर सकता है और खांसी को बढ़ा सकता है।

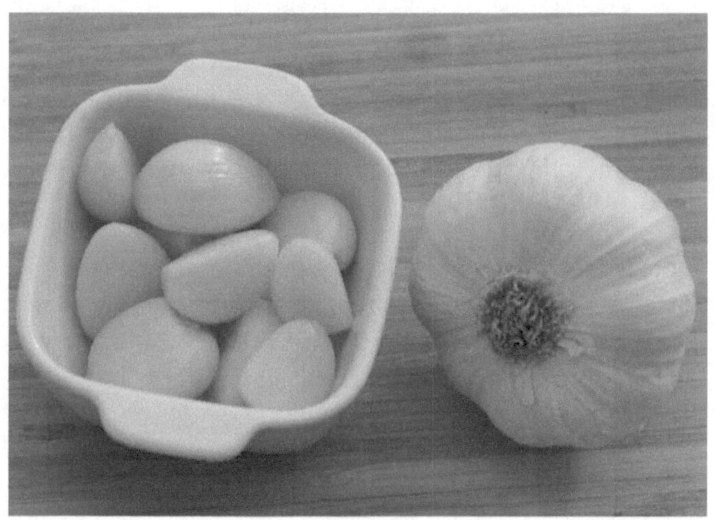

कच्चा लहसुन

लहसुन एक एडाप्टोजेन है जिसका अर्थ है कि यह पर्यावरणीय परिवर्तनों के जवाब में शरीर में एक स्थिर आंतरिक वातावरण बनाए रखता है। यह शरीर के तापमान, ब्लड शुगर, ब्लड प्रेशर, पीएच संतुलन और इम्यून सिस्टम के इष्टतम कामकाज को सुनिश्चित करता है। यही कारण है कि प्रारंभ में लहसुन का प्रयोग औषधीय प्रयोजनों के लिए ही किया जाता था। लहसुन के अधिकांश शक्तिशाली औषधीय गुण एलिसिन के कारण होते हैं। एलिसिन एक सल्फर कंपाउंड है जो लहसुन को तीखी गंध देता है। एलिसिन के साथ समस्या यह है कि यह लहसुन से तभी निकलता है जब आप लहसुन को कुचलते या काटते हैं। एलिसिन बहुत अस्थिर होता है, जिसका अर्थ है कि आपको लहसुन काटने के तुरंत बाद इसका उपयोग करना चाहिए। कुचले हुए लहसुन में मौजूद एलिसिन उच्च तापमान में नष्ट हो जाता है। इसलिए स्वास्थ्य लाभ के लिए ताजा कच्चा लहसुन खाएँ।

लहसुन आंत और पेट के कैंसर से भी बचाता है। यह वैज्ञानिक रूप से सिद्ध है कि लहसुन के सल्फर कंपाउंड ट्यूमर, ट्यूमर के माइक्रो एन्वायरॉनमेंट और कैंसर सेल्स के जैविक व्यवहार को बदल देते हैं। लहसुन कैंसर (विशेष रूप से पेट और आंत के कैंसर) के खतरे को कम करता है।

लहसुन में प्राकृतिक एंटीऑक्सिडेंट होते हैं जो शरीर से कम घनत्व वाले लिपोप्रोटीन कोलेस्ट्रॉल (एलडीएल) को कम करते हैं और रक्त को पतला करके आपको हृदय रोग से बचाते हैं और ब्लड सर्कुलेशन में सुधार करते हैं। लहसुन शरीर में नाइट्रिक ऑक्साइड के उत्पादन को बढ़ाकर रक्त वाहिकाओं (ब्लड वैसल्स) को चौड़ा करता है, जिससे सिस्टोलिक और डायस्टोलिक दोनों ब्लड प्रेशर को कम करने में मदद मिलती है।

लहसुन के एंटीबैक्टीरियल और एंटिफंगल गुण संक्रमण से लड़ने में मदद करते हैं और इम्यून सिस्टम के कार्य को बढ़ावा देते हैं। तो मूल रूप से, यह सब्जी (हाँ, यह सब्जी है, जड़ी बूटी या मसाला नहीं) वास्तव में आपको कई बीमारियों से बचा सकती है। अपने आहार में कच्चे लहसुन को शामिल करने का समय आ गया है!

मुझे लहसुन कैसे लेना चाहिए?

रोज सुबह खाली पेट ताजा कुचली हुई लहसुन की एक कली खाएँ। एक बार में कच्चे लहसुन की एक कली से अधिक न खाएँ। लहसुन को ज्यादा देर तक मुँह में न रखें। इससे जलन हो सकती है। सर्दियों में लहसुन (कच्चा और पका हुआ) खूब खाएँ, सूप या स्प्रिंग रोल में डालें। गर्मी के मौसम में लहसुन का सेवन सीमित करें। गर्मियों में लहसुन का अधिक सेवन करने से इसकी गर्मी पैदा करने वाली प्रकृति के कारण मुंहासे और मुँह में छाले हो सकते हैं।

मुझे लहसुन से कब परहेज़ करना चाहिए?

अगर आपको अल्सर, कोलाइटिस, एसिडिटी या सीने में जलन की समस्या है, तो लहसुन का सेवन सीमित करें।

स्वास्थ्य लाभ के लिए कितना लहसुन पर्याप्त है?

रोजाना खाली पेट कच्चे लहसुन की एक कली (कुटी हुई) पर्याप्त है। अगर आपको गर्मी, अल्सर या खट्टी डकार का अनुभव होता है, तो इसे रोजाना की बजाय हफ्ते में दो या तीन बार ही खाएँ।

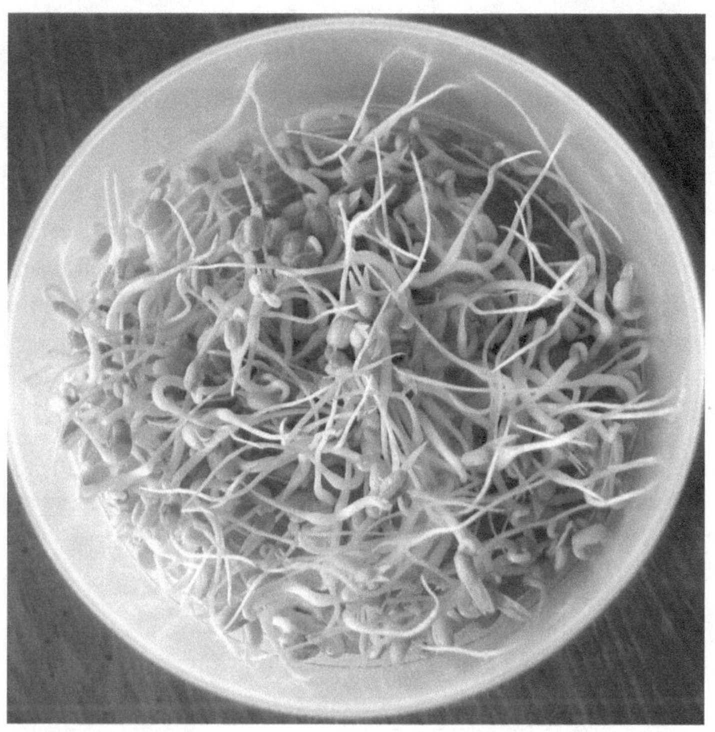

स्प्राउट्स (अंकुरित)

स्प्राउट्स किफायती, सुरक्षित और आसानी से उगाए जाने वाले पोषक तत्वों से भरपूर सुपरफूड हैं। अंकुरित करने की प्रक्रिया कच्चे फलियों और सब्जियों की तुलना में पोषण को 100 गुना तक बढ़ा सकती है।

जिन लोगों को कुछ खाद्य पदार्थों को पचाने में कठिनाई होती है, उनके लिए अंकुरित अनाज एक बेहतर विकल्प है। इसका कारण यह है कि अंकुरित प्रक्रिया भोजन के प्रोटियोलिटिक एंजाइम के मात्रा को बढ़ाती है, जो स्टार्च को सरल कार्बोहाइड्रेट में, प्रोटीन को अमीनो एसिड में और फैट को फैटी एसिड में तोड़ देता है। इसलिए, आपके पाचन तंत्र को उन्हें तोड़ने की जरूरत नहीं पड़ती और यह इन पोषक तत्वों को अधिक बायोअवेलेबल (अर्थ महत्वपूर्ण शब्दावली खंड में देखें) और आसानी से पचने योग्य बनाता है।

अंकुरित आपके लिए क्यों फायदेमंद है? क्योंकि अंकुरित करने से फलियों और सब्जियों का पोषण मूल्य बढ़ता है, एंजाइम अवरोधक में घटौती होती है और स्वस्थ यौगिक अनलॉक होते हैं। विटामिन, मिनरल्स, अमीनो एसिड, आवश्यक फैटी एसिड और एंटीऑक्सिडेंट के उच्च स्तर की बायोअवेलेबिलिटी आपके शरीर को एल्कलाइन बनाती है। पीएच (एल्कलाइन के और) बढ़ने से रोग को रोकने की आपकी इम्यून सिस्टम की क्षमता बढ़ जाती है।

कीटनाशक, खाद्य योजकों और अन्य रसायनों के संपर्क को कम करने के लिए अपने घर पर ही स्प्राउट्स उगाएँ। स्प्राउट्स की कई अलग-अलग किस्में हैं, जिनमें मूंग, काले चने, दाल, गेहूँ के स्प्राउट्स, अल्फाल्फा, मूली के बीज और ब्रोकोली शामिल हैं।

मुझे एक दिन में कितना स्प्राउट्स खाना चाहिए?

एक दिन में एक कटोरी अलग-अलग तरह के स्प्राउट्स खाएँ। आपको हर दिन एक जैसे स्प्राउट्स खाने की ज़रूरत नहीं है, हर स्प्राउट्स को बारी-बारी से या हर तीन दिन में खाएँ, लेकिन हर दिन एक कटोरी स्प्राउट्स खाने की कोशिश करें।

स्प्राउट्स खाने का सबसे अच्छा तरीका क्या है?

इन्हें कच्चा खाने से सारे पोषक तत्व आपको अच्छे से मिलेंगे। इनका स्वाद बढ़ाने के लिए इसमें बारीक कटा हुआ खीरा, प्याज, टमाटर, ताजा निचोड़ा हुआ नींबू का रस, काला नमक और काली मिर्च मिलाएँ।

स्प्राउट्स किसे नहीं खाना चाहिए?

यदि आप बाजार से खरीदे हुए स्प्राउट्स (जिसकी मैं बिल्कुल सलाह नहीं दूँगी) खा रहे हैं, तो उन्हें कच्चा न खाएँ। साल्मोनेला, लिस्टेरिया, या ई. कोलाई से होने वाले फ़ूड पॉइज़निंग के जोखिम को कम करने के लिए उन्हें पूरी तरह गर्म होने तक अच्छी तरह पकाएँ। बाजार से खरीदे गए अंकुरित अनाज खेत से टेबल तक के सफर में कहीं भी दूषित हो सकते हैं। कमजोर इम्यून सिस्टम वाले लोगों को पके हुए स्प्राउट्स ही खाना चाहिए और किसी भी प्रकार के कच्चे या हल्के पके हुए स्प्राउट्स नहीं खाना चाहिए, इससे फूड पॉइजनिंग हो सकती है।

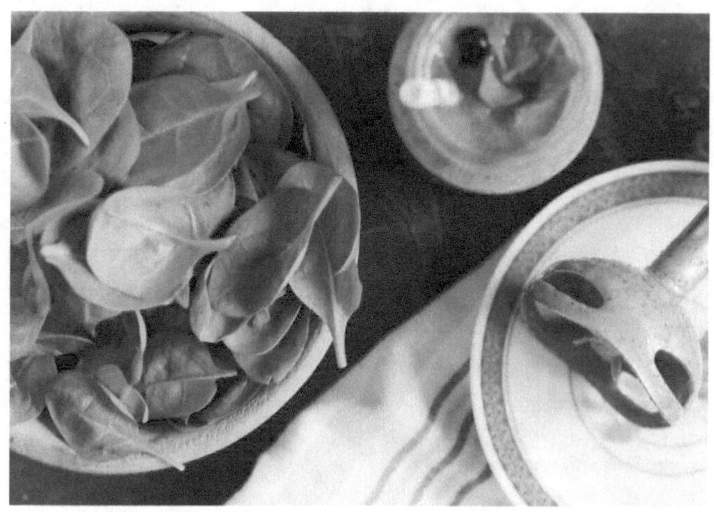

पालक

पालक को अपने एंटी-इंफ्लेमेटरी और एंटीऑक्सीडेंट गुणों के कारण सुपरफूड कहा जाता है। यह आयरन, विटामिन K, प्रोटीन, कैल्शियम, मैग्नीशियम और पोटेशियम से भरपूर होते हैं जो आपके शरीर को कई तरह की बीमारियों से बचाते हैं। विटामिन K घाव भरने और हड्डियों के स्वास्थ्य के लिए एक महत्वपूर्ण कारक है और पालक विटामिन K का एक महत्वपूर्ण स्रोत है। पालक कैरोटेनॉयड्स नामक फायदेमंद एंटीऑक्सीडेंट से भरपूर होते हैं, जो आपके इम्यून सिस्टम को बूस्ट करते हैं। इसमें तीन अलग-अलग प्रकार के कैरोटीनॉयड होते हैं: बीटा कैरोटीनॉयड, ल्यूटिन और ज़ेक्सैन्थिन।

बीटा कैरोटीनॉयड शरीर में विटामिन ए में परिवर्तित हो जाता है और दृष्टि, रोग प्रतिरोधक क्षमता और प्रजनन प्रणाली को स्वस्थ बनाए रखने में महत्वपूर्ण भूमिका निभाता है। ल्यूटिन और ज़ेक्सैन्थिन एक हल्के फिल्टर के रूप में कार्य करते हैं, जो आपकी आँखों के टिश्यूज़ को सूरज की यूवी किरणों से बचाते हैं।

पालक में पोटेशियम का उच्च स्तर, फोलेट के साथ, ब्लड वैसल्स को आराम देता है और आपके ब्लड प्रेशर को कम करता है। पालक शरीर को नाइट्रिक ऑक्साइड बनाने में भी मदद करता है। नाइट्रिक ऑक्साइड एक प्राकृतिक वैसोडाइलेटर है जो ब्लड वैसल्स को चौड़ा करके ब्लड प्रेशर को कम करता है।

अक्सर टाइप-2 डायबिटीज़ वाले लोगों में मैग्नीशियम का स्तर कम होता है। पालक में कैलोरी बहुत कम होती है और इसका ग्लाइसेमिक इंडेक्स भी कम होता है। इसके अतिरिक्त, इसमें प्रचुर मात्रा में मैग्नीशियम पाया जाता है। मैग्नीशियम ब्लड में शुगर को कम करने में मदद करता है और आपको टाइप-2 डायबिटीज़ से बचा सकता है।

पालक खाने का सबसे अच्छा तरीका क्या है?

जितना अधिक आप पालक को पकाएंगे, उतना ही यह अपने पोषक तत्वों को खो देगा। पालक को या तो भूनें या ब्लांच (उबलते पानी या भाप में थोड़े समय के लिए पकाना) करें, लेकिन 1 मिनट से अधिक के लिए ब्लांच न करें। ब्लाँचिंग करते समय नींबू का रस मिलाएँ, इससे आपके शरीर में पोषक तत्वों का अब्सॉर्प्शन बढ़ेगा और आपको पूरा स्वास्थ्य लाभ मिलेगा।

पालक किसे नहीं खाना चाहिए?

अगर आपको किडनी स्टोन है या आपको किडनी स्टोन होने का रिस्क है तो पालक का सेवन सीमित करें क्योंकि पालक में कैल्शियम और ऑक्सालेट दोनों की मात्रा अधिक होती है जो किडनी स्टोन का कारण बन सकती है।

इसके अतिरिक्त, यदि आप रक्त को पतला करने वाली दवा ले रहे हैं, तो अपने डॉक्टर और फार्मासिस्ट को अपने पालक के सेवन के बारे में अवश्य बताएँ। पालक में विटामिन K की मात्रा अधिक होती है जो रक्त में क्लॉटिंग को बढ़ावा देती है और आपकी रक्त को पतला करने वाली दवा की प्रभावशीलता को कम कर सकती है।

ड्राई फ्रूट्स (मेवे)

आपने यह हज़ार बार सुना होगा कि आपको रोजाना ड्राई फ्रूट्स खाना चाहिए! लेकिन क्या आप इसका पालन करते हैं? अगर नहीं, तो अब समय आ गया है कि हर दिन ड्राई फ्रूट्स खाना शुरू कर दें! हर दिन ड्राई फ्रूट्स खाने से समग्र स्वास्थ्य को बढ़ावा मिलता है जो एक स्वस्थ, रोग मुक्त लंबे जीवन को सुनिश्चित करता है। नट्स जैसे बादाम, अखरोट और पिस्ता में हृदय के लिए लाभकारी मोनोअनसैचुरेटेड और पॉलीअनसेचुरेटेड फैट्स और फ्लेवोनोइड्स और विटामिन ई जैसे एंटीऑक्सिडेंट होते हैं। शोध से पता चला है कि मूंगफली सहित नट्स के अधिक सेवन से स्तन कैंसर का खतरा दो से तीन गुना कम हो जाता है।

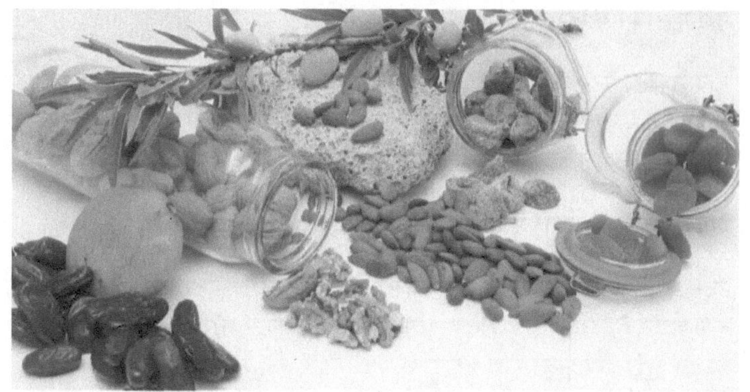

ड्राई फ्रूट्स फाइबर और मैग्नीशियम से भरपूर होते हैं, जो ब्लड शुगर और इंसुलिन के स्तर को स्थिर करने में मदद करते हैं। ड्राई फ्रूट्स टाइप-2 डायबिटीज़ के बढ़ने के खतरे को कम करते हैं।

खजूर में आयरन और पोटैशियम होता है और इसमें सोडियम की मात्रा कम होती है, जो सामान्य ब्लड प्रेशर को बनाए रखने में मदद करता है और स्ट्रोक के खतरे को कम करता है।

अंजीर कैल्शियम का अच्छा स्रोत हैं। अंजीर एंडोक्राइन, प्रतिरक्षा, श्वास, पाचन और प्रजनन प्रणाली जैसी शारीरिक प्रणालियों को नियंत्रण में रखता है।

बादाम विटामिन ई, प्रोटीन और मोनोअनसैचुरेटेड फैट का एक उत्कृष्ट स्रोत हैं। बादाम भूख को कम करके और आपका पेट लंबे समय तक भरा हुआ महसूस करा कर वजन घटाने में मदद करता है। बादाम के स्वस्थ फैट और एंटीऑक्सीडेंट ब्लड प्रेशर, कोलेस्ट्रॉल और शुगर के स्तर को कम करते हैं।

अखरोट न केवल मस्तिष्क की तरह दिखता है, बल्कि उनमें वास्तव में ओमेगा-3 फैटी एसिड जैसे मस्तिष्क को बढ़ावा देने वाले पॉलीफेनोलिक कंपाउंड्स होते हैं। पॉलीफेनोल्स (इसका अर्थ महत्वपूर्ण शब्दावली खंड में देखें) को महत्वपूर्ण मस्तिष्क भोजन माना जाता है जो मस्तिष्क विकारों को रोकते हैं।

काजू जिंक से भरपूर होता है, जो इम्युनिटी को बढ़ाता है और डायहाइड्रोटेस्टोस्टेरोन (DHT) के निर्माण को रोककर पुरुष पैटर्न गंजेपन और प्रोस्टेट वृद्धि को रोकता है।

मुझे एक दिन में कितने ड्राई फ्रूट्स खाना चाहिए?

बादाम, अखरोट, काजू, पिस्ता, खजूर, किशमिश और अंजीर सहित हर दिन मुट्ठी भर अलग-अलग ड्राई फ्रूट्स खाएँ। आवृत्ति मायने रखती है, इसलिए इन्हें हर दिन खाना महत्वपूर्ण है, भले ही मात्रा मुट्ठी भर से कम हो।

ड्राई फ्रूट्स खाने का सबसे अच्छा तरीका क्या है?

नट्स में फाइटिक एसिड होता है जो अब्सॉर्प्शन को कम करके नट्स के पोषण मूल्य को कम करता है, इसलिए फाइटिक एसिड को हटाने का सबसे अच्छा तरीका भिगोना है। एक मुट्ठी ड्राई फ्रूट्स रात भर पानी में भिगो दें और अगली सुबह इन्हें खा लें।

ड्राई फ्रूट्स किसे नहीं खाना चाहिए?

आपको सर्दियों में ड्राई फ्रूट्स खूब खाने चाहिए लेकिन गर्मी के मौसम में ड्राई फ्रूट्स का सेवन सीमित करें। ड्राई फ्रूट्स शरीर में गर्मी पैदा करते हैं, सर्दियों में ये आपको गर्म रखते हैं, जबकि गर्मियों में इनके अधिक सेवन से आपको मुंहासे, अल्सर और एसिडिटी हो सकती है।

नोट: स्वस्थ बालों का राज़ पुस्तक में जानें कि आप अपने बालों की समस्याओं का स्थायी समाधान कैसे पा सकते हैं।

तुलसी के पत्ते

तुलसी एक सुपरफूड है क्योंकि यह एक इम्युनोमोड्यूलेटर (प्रतिरक्षा प्रणाली के कामकाज को संशोधित करती है) और एडाप्टोजेन (शरीर को शारीरिक और मानसिक तनाव के अनुकूल बनाती है और समग्र शारीरिक प्रक्रियाओं को सामान्य बनाये रखती है) है। तुलसी ब्लड शुगर, कोलेस्ट्रॉल और ट्राइग्लिसराइड्स को कम करती है।

तनाव से हाई ब्लड प्रेशर, डायबिटीज़, हृदय रोग, अल्जाइमर (भूलने की बीमारी) रोग, डिप्रेशन, मोटापा और पेट संबंधी समस्याओं के विकसित होने या स्थिति बिगड़ने का खतरा बढ़ता है। तुलसी के एडाप्टोजेन के साथ एंटी-इंफ्लेमटरी गुण तनाव, चिंता, डिप्रेशन को कम करने में मदद करते हैं, और एम्नेसिआ (स्मृति लोप होना) और डेमेंशिया (मनोभ्रम) सहित दिमागी विकारों को रोकने और उनका इलाज करने में बहुत प्रभावी होते हैं। तुलसी के कोशिकाओं को क्षति से बचाने, तनाव को

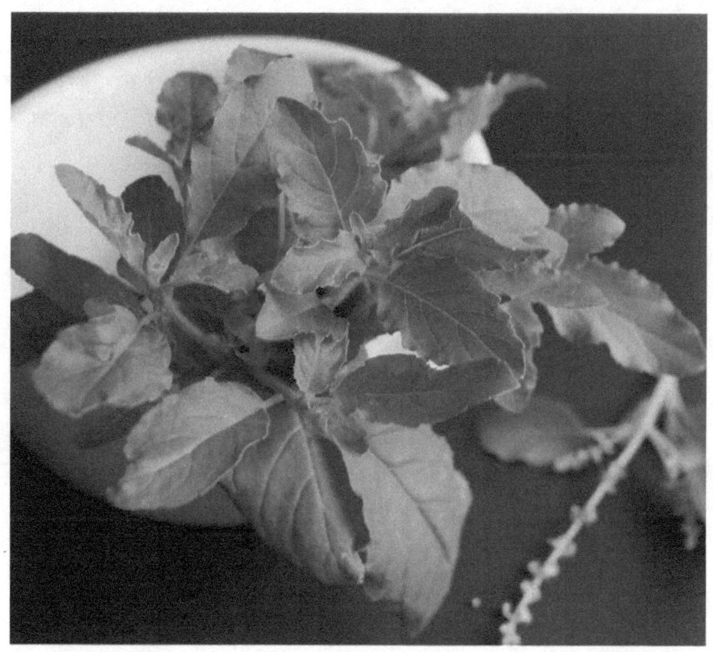

कम करने और इन्फ्लेमेशन को कम करने के गुण, याददाश्त को बढ़ाते हैं और मस्तिष्क के कार्य में सुधार करते हैं। इसी वजह से तुलसी एक प्राकृतिक मेमरी टॉनिक के रूप में जानी जाती है।

तुलसी के पत्तों के नियमित सेवन से वायरल इंफेक्शन से बचा जा सकता है। शोध इस बात की पुष्टि करते हैं कि तुलसी में प्रतिरक्षा प्रणाली के कामकाज को संशोधित करने वाले प्रभाव होते हैं। यह अनुकूली प्रतिरक्षा प्रणाली के कॉम्पोनेन्ट टी-हेल्पर सेल्स और जन्मजात प्रतिरक्षा प्रणाली के कॉम्पोनेन्ट एनके-सेल्स (प्राकृतिक किलर सेल्स) के प्रतिशत को बढ़ाती है। ये सेल्स पैथोजन को खत्म करने और वायरल संक्रमण से लड़ने में मदद करते हैं।

शोध से पता चलता है कि तुलसी के पत्ते एंटीडायबिटिक दवाओं के रूप में ब्लड शुगर को कम करने में प्रभावी होते हैं। तुलसी के पत्तों में हाइपोग्लाइसेमिक गुण होते हैं, जिससे ये ब्लड शुगर के स्तर को कम करते हैं और इंसुलिन संवेदनशीलता में सुधार करते हैं। तुलसी का एसेंशियल ऑयल कोलेस्ट्रॉल और ट्राइग्लिसराइड के स्तर को कम करके टाइप-2 डायबिटीज़ के खतरे को कम करता है।

मुझे एक दिन में कितनी तुलसी खानी चाहिए?

अपने दिन की शुरुआत दो से तीन तुलसी के ताजे पत्तों के सेवन के साथ करें। ध्यान रखें की तुलसी के पत्तों को चबा कर न खाएँ क्यों कि तुलसी के पत्तों में पारा होता है, जो दांतों को नुक्सान पहुँचाता है।

तुलसी के पत्ते खाने का सबसे अच्छा तरीका क्या है?

अपनी सुबह की ग्रीन टी में तुलसी के 2-3 ताजे पत्ते मिलाएँ। अपने घर पर तुलसी उगाने के लिए आपको ज्यादा विशेषज्ञता की जरूरत नहीं है।

तुलसी के पत्ते किसे नहीं खाना चाहिए?

यदि आप एसिटामिनोफेन या पैरासिटामोल (दर्द निवारक) जैसी दवाएँ ले रहे हैं तो तुलसी का सेवन सीमित करें। यदि आप तुलसी के पत्तों का खूब सेवन कर रहे हैं और पैरासिटामोल भी ले रहे हैं, तो ये दोनों एक साथ मिलकर काम करते हैं और असर दोगुना कर देतें हैं जिससे आपके लीवर की कार्यप्रणाली प्रभावित होती है।

निष्कर्ष

अब जब आप उन खाद्य पदार्थों के बारे में जान गए हैं जो प्राकृतिक रूप से आपको बीमारियों से बचा सकते हैं तो क्या आपको उनके सप्लीमेंट्स को चुनना चाहिए? हर्गिज नहीं। प्राकृतिक खाद्य पदार्थों के स्थान पर सप्लीमेंट्स की सलाह कभी नहीं दी जाती है। ऐसा इसलिए है क्योंकि सप्लीमेंट्स में ऐसे तत्व होते हैं जिनका शरीर में भारी जैविक प्रभाव होता है। उनकी खुराक आपके द्वारा पहले से ली जा रही दवाओं में हस्तक्षेप कर सकती है, जिसके कभी-कभी हानिकारक परिणाम हो सकते हैं। कुछ सप्लीमेंट्स का बहुत अधिक सेवन करने से जानलेवा परिणाम हो सकते हैं। आपको अपने आहार में विभिन्न प्राकृतिक खाद्य पदार्थों को शामिल करना चाहिए, न कि मानव निर्मित खाद्य पदार्थों को, इसलिए सुपरफूड की जगह में सप्लीमेंट्स लेना ठीक नहीं है।

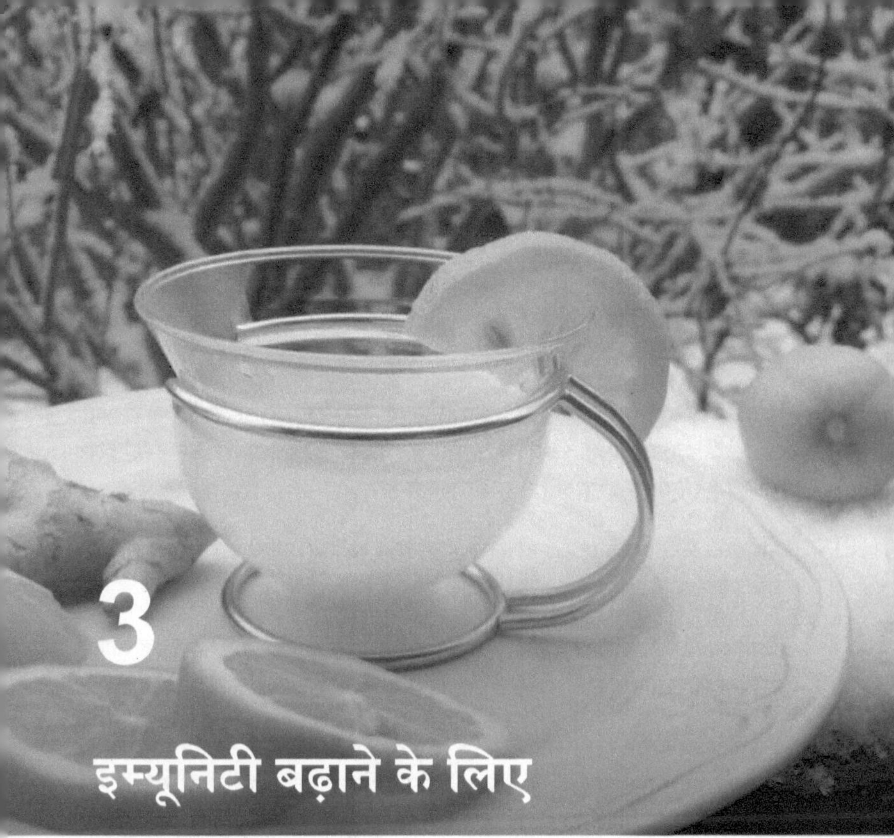

3

इम्यूनिटी बढ़ाने के लिए 10 पावर फूड्स

अपने इम्यून सिस्टम (प्रतिरक्षा प्रणाली) को स्वस्थ रखने का सीधा मतलब है खुद को कई बीमारियों से बचाना। सर्दियों में सर्दी-जुकाम होना काफी आम है लेकिन क्या आपने कभी सोचा है कि क्यों कुछ लोगों को फ्लू हो जाता है जबकि दूसरों को नहीं। वजह है उनकी इम्युनिटी (रोग प्रतिरोधक क्षमता)। कुछ लोगों का इम्यून सिस्टम प्राकृतिक रूप से मजबूत होता है, जबकि अन्य का कमजोर होता है। इससे कोई फर्क नहीं पड़ता कि आपकी इम्युनिटी प्राकृतिक रूप से मजबूत है या कमजोर, आप निश्चित रूप से कुछ पावर फूड्स के साथ अपनी इम्युनिटी को बढ़ा सकते हैं। यह न सिर्फ आपको सर्दी-जुकाम से बचाएगा बल्कि यह आपको कई बीमारियों से भी बचाएगा।

जब इम्युनिटी की बात आती है, तो जिन पाँच प्रमुख पोषक तत्वों को ध्यान में रखा जाना चाहिए, वे इस प्रकार हैं:

विटामिन सी आपकी इम्युनिटी को बढ़ाने के लिए सबसे महत्वपूर्ण पोषक तत्व है। विटामिन सी इम्यून सिस्टम के विभिन्न सेलुलर कार्यों का समर्थन करता है, इस प्रकार इम्यून सिस्टम के कार्यों में योगदान देता है।

विटामिन ए इम्यून सिस्टम को बढ़ावा देता है और साथ ही इसे नियंत्रित करता है। इसलिए यह इम्यून सिस्टम के कार्य क्षमता को बढ़ाता है और कई संक्रामक रोगों के खिलाफ एक उन्नत रक्षा प्रदान करता है।

विटामिन ई एक शक्तिशाली एंटीऑक्सीडेंट है और इम्यून सिस्टम के कार्यों को संशोधित कर सकता है। अध्ययनों से पता चलता है कि विटामिन ई कम इम्युनिटी वाले वृद्ध लोगों की इम्युनिटी में सुधार करता है।

ओमेगा-3 फैटी एसिड एंटी-इंफ्लेमेटरी हैं यानी वे शरीर में इन्फ्लेमेशन या सूजन को रोकते हैं।

जिंक एक आवश्यक मिनरल है जो इम्युनिटी में मध्यस्थता करने वाली कोशिकाओं के सामान्य विकास और कार्य के लिए महत्वपूर्ण है।

इम्युनिटी को बनाए रखने और बढ़ाने के लिए ये पाँच पोषक तत्व महत्वपूर्ण हैं। इनमें से किसी भी पोषक तत्व की कमी आपके इम्यून सिस्टम को कमजोर कर सकती है। जिंक, ओमेगा-3, विटामिन ए, सी और ई से भरपूर खाद्य पदार्थ खाने से आपको एक मजबूत इम्यून सिस्टम बनाने में मदद मिलती है। आइए देखें कि किन पावर फूड्स में इन महत्वपूर्ण पोषक तत्वों की प्रचुरता है।

आपकी इम्युनिटी को बढ़ावा देने के लिए नीचे 10 खाद्य पदार्थ दिए गए हैं, जिन्हें रोग मुक्त और स्वस्थ जीवन के लिए अपने आहार में शामिल करना शुरू करें:

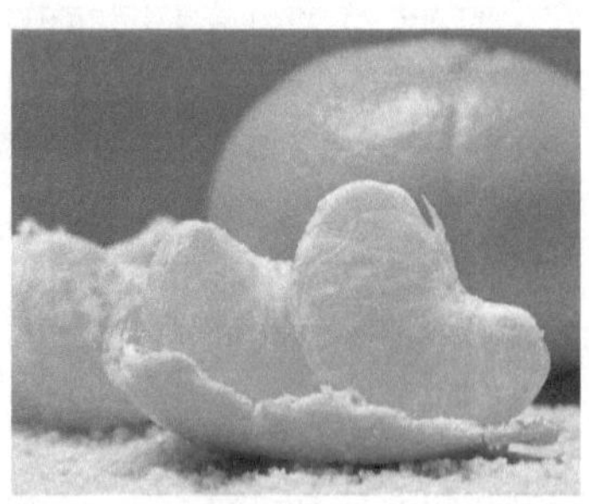

1. खट्टे फल (साइट्रस फ्रूट)

अगर आप इम्युनिटी के बारे में सोचते हैं, तो आपके दिमाग में सबसे पहला नाम विटामिन सी का आता है! और आये भी क्यों नहीं? इम्युनिटी की बात करें तो विटामिन सी वास्तव में सबसे अच्छा पोषक तत्व है। यह इम्यून सिस्टम की कमियों, त्वचा की झुर्रियों,

हृदय रोग, नेत्र रोग आदि से बचाता है। विटामिन सी सफेद रक्त कोशिकाओं (वाइट ब्लड सेल्स) के उत्पादन को बढ़ाता है, जो इम्यून सिस्टम का एक अनिवार्य हिस्सा हैं। ये वाइट ब्लड सेल्स शरीर पर आक्रमण करने वाले बैक्टीरिया और वायरस को मारकर संक्रमण से लड़ने की कुंजी हैं। नींबू और संतरे जैसे खट्टे फल विटामिन सी से भरपूर होते हैं।

खट्टे फल प्राकृतिक एंटीऑक्सीडेंट होते हैं जो इम्युनिटी को बढ़ाते हैं। इनमें एंटीवायरल और एंटी-बैक्टीरियल गुण होते हैं जो संक्रमण और बैक्टीरिया के विकास को रोकते हैं और नौसिआ (उलटी आने के अहसास) से राहत दिलाते हैं।

एक गिलास गर्म पानी (250 मिली) में एक मध्यम नींबू निचोड़ें और इसे हर सुबह पियें। सेहतमंद रहने के लिए आपको रोजाना विटामिन सी की जरूरत होती है, इसलिए रोज सुबह सादे पानी की जगह नींबू पानी पीने की आदत डालें।

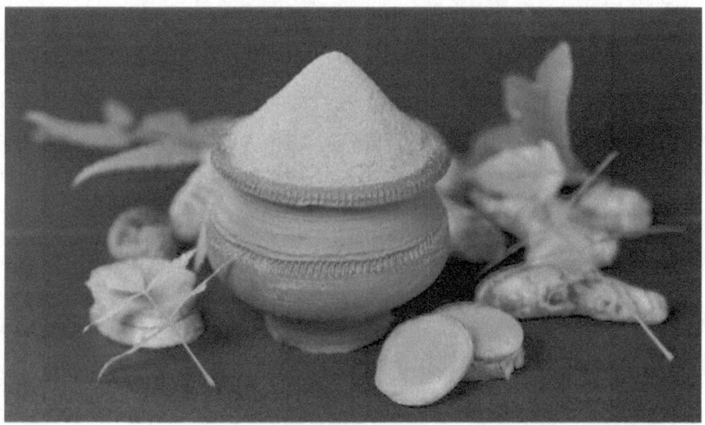

2. हल्दी

यह चमकीला पीला मसाला एक प्राकृतिक इम्युनोमोड्यूलेटर (इसका अर्थ महत्वपूर्ण शब्दावली खंड में देखें) है जो आपकी इम्युनिटी को बढ़ाता है। हल्दी के सक्रिय कंपाउंड करक्यूमिन के कई वैज्ञानिक रूप से सिद्ध स्वास्थ्य लाभ हैं। करक्यूमिन एक शक्तिशाली एंटीऑक्सिडेंट है और इसमें एंटी-इन्फ्लेमेटरी प्रभाव होते हैं। हल्दी न केवल आपकी इम्युनिटी को बढ़ाती है बल्कि रुमेटाइड आर्थराइटिस और ऑस्टियोआर्थराइटिस दोनों के इलाज में बहुत प्रभावी है। गर्म दूध (250 मिली) में एक बड़ा चम्मच हल्दी पाउडर मिलाएँ और इसे हर रात सोने से ठीक पहले पिएँ।

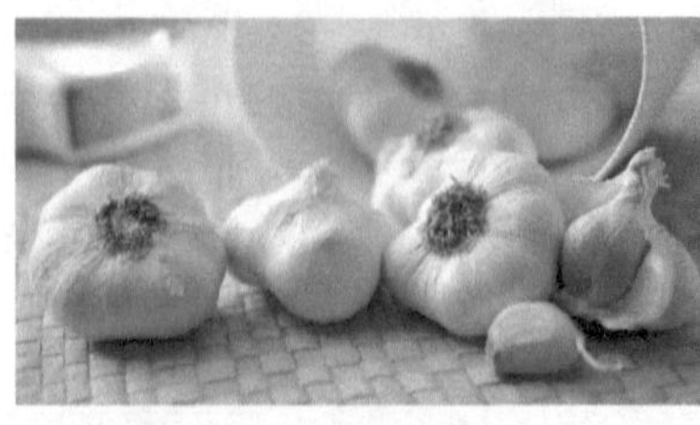

3. लहसुन

लहसुन एक एडाप्टोजन है, जिसका अर्थ है कि यह शरीर को विभिन्न पर्यावरणीय और मनोवैज्ञानिक तनावों को अनुकूलित करने में मदद करता है और सभी प्रमुख प्रणालियों, जैसे नर्वस सिस्टम, इम्यून सिस्टम और हार्मोनल सिस्टम को स्वस्थ बनाये रखने में मदद करता है। यह ब्लड शुगर को नियंत्रित करता है, यदि वे बहुत अधिक हैं, तो यह इसे कम करता है और अगर कम है तो सामान्य करता है।

लहसुन में एलिसिन सक्रिय कंपाउंड होता है जो फ्लू से लड़ने की इम्यून सेल्स की क्षमता में सुधार करता है और संक्रमण के जोखिम को कम करता है। लहसुन में एंटी-इंफ्लेमेटरी, एंटी-बैक्टीरियल और एंटीवायरल गुण होते हैं जो कुछ बैक्टीरिया के विकास को रोकने और वायरल संक्रमण से लड़ने में मदद करते हैं।

रोजाना लहसुन की एक कली को खाली पेट लेने से न केवल आपकी इम्युनिटी बढ़ती है बल्कि आपके शरीर के सभी प्रमुख सिस्टम भी सामान्य हो जाते हैं। यदि आपका शरीर पहले से ही एसिडिक या गर्म प्रकृति का है तो इसका सेवन सप्ताह में 3 बार ही करें।

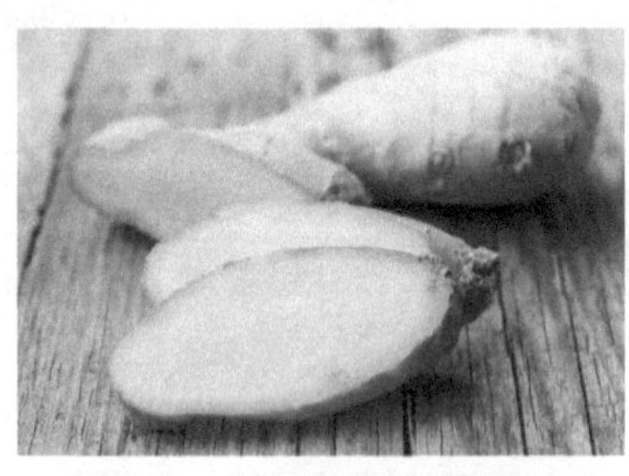

4. अदरक

अदरक के बायोएक्टिव पदार्थ जिंजरोल में एंटी-इंफ्लेमेटरी और एंटी-फंगल गुण होते हैं। जिंजरोल संक्रमण के जोखिम को कम करने और गले में खराश से राहत दिलाने में मदद करता है। यह राइनोवायरस, ह्यूमन रेस्पिरेटरी सिंकाइटियल वायरस (HRSV) जैसे सर्दी और कई रेस्पिरेटरी संक्रमण का कारण बनने वाले वायरस से लड़ने में भी मदद करता है। अदरक एक शक्तिशाली एंटीऑक्सीडेंट है, यह प्राकृतिक रूप से आपकी इम्युनिटी को बढ़ाता है। सर्दी के मौसम में रोज सुबह अदरक की चाय पीने से आप गर्म रहते हैं और सर्दी-जुकाम आप से दूर रहती है।

5. अलसी (फ्लैक्स सीड्स)

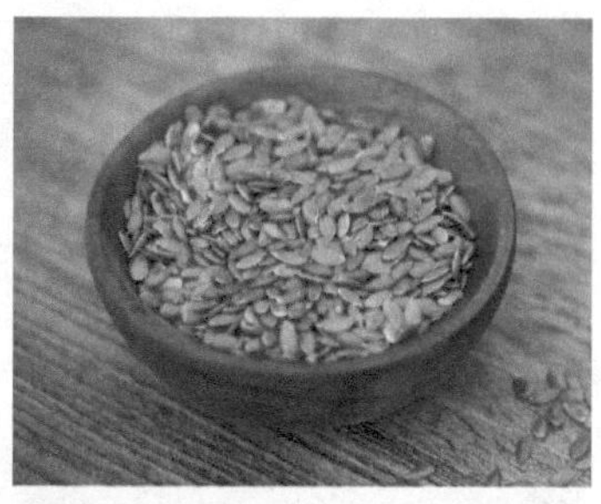

अलसी (फ्लैक्स सीड्स) ओमेगा-3 फैट से भरपूर होती है, यह फैट आपके शरीर को बैक्टीरिया और वायरस से बचाने में मदद करते हैं और इससे आपकी इम्युनिटी में सुधार होता है। अलसी में डायटरी लिग्नांस की मात्रा सबसे अधिक होती है जो ट्यूमर कोशिकाओं के विकास और प्रसार को रोककर कैंसर से बचाने में मदद करते हैं। यह आयरन का भी एक बड़ा अच्छा स्रोत है जो सुनिश्चित करता है कि संक्रमण से लड़ने के लिए आपकी इम्यून सिस्टम को आवश्यक ऑक्सीजन मिलती रहे। अलसी में मौजूद ओमेगा-3 फैटी एसिड शरीर में इन्फ्लेमेशन से लड़ते हैं और रुमेटाइड आर्थराइटिस, सोरायसिस और ल्यूपस जैसी इन्फ्लेमेशन संबंधी बीमारियों से बचाव करते हैं।

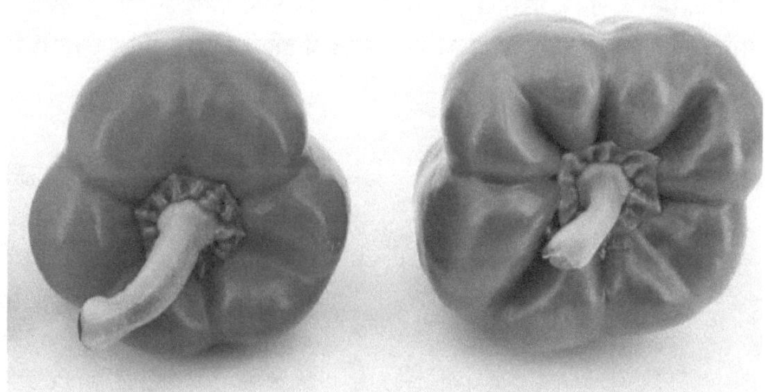

6. लाल और हरी शिमला मिर्च

अगर आपको लगता है कि संतरा या नींबू विटामिन सी का सबसे समृद्ध स्रोत है, तो आपको यह जानकार आश्चर्य होगा कि शिमला मिर्च में किसी भी खट्टे फल की तुलना में दोगुना विटामिन सी होता है। साथ ही वे बीटा कैरोटीन (जो आपके शरीर में विटामिन ए में परिवर्तित हो जाते हैं) के भी समृद्ध स्रोत होते है। शिमला मिर्च में विटामिन सी और विटामिन ए दोनों की उच्च मात्रा आपके इम्यून फंक्शन को बढ़ाती है और कई संक्रामक रोगों से बचाव करती है। विटामिन ए एक एंटी-इन्फ्लेमेटरी

विटामिन है जो आर्थराइटिस और कांटेक्ट डर्मेटाइटिस के इलाज और रोकथाम में मदद करता है। पकी हुई शिमला मिर्च खाएँ क्योंकि पकाने से शिमला मिर्च में विटामिन सी की मात्रा बढ़ जाती है।

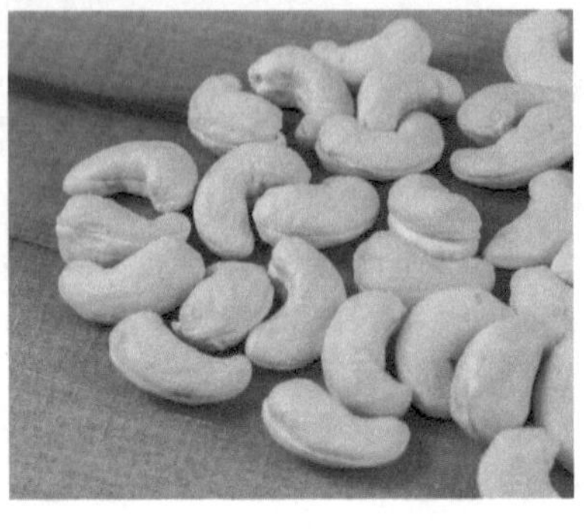

7. काजू

काजू जिंक और तांबे का बड़ा अच्छा स्रोत है। जिंक रोग और संक्रमण से लड़ने में मदद करने वाले इम्यून सेल्स और एंटीऑक्सीडेंट एंजाइमों के उत्पादन में महत्वपूर्ण भूमिका निभाता है। काजू में एंटीऑक्सीडेंट प्रभाव होते हैं जो आपके शरीर को ऑक्सीडेटिव क्षति से लड़ने में मदद करते हैं। ये घाव भरने में तेजी लाते हैं क्योंकि वे विटामिन K से भरपूर होते हैं। काजू का विटामिन ई आपके शरीर में इन्फ्लेमेशन को कम करने में मदद करता है। गर्भवती महिलाओं को काजू जरूर खाना चाहिए क्योंकि ये बच्चे के विकास में मदद करता हैं।

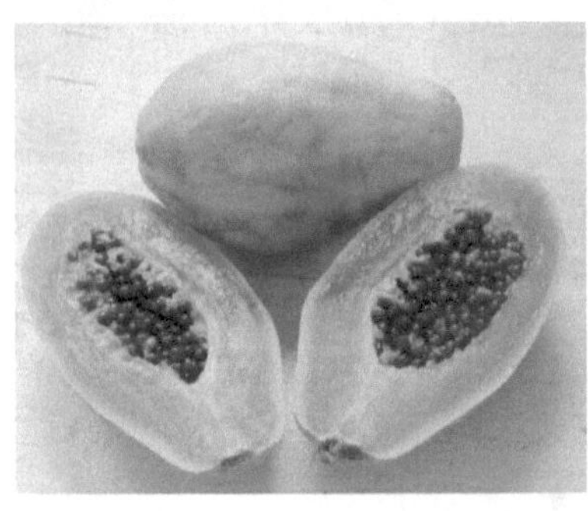

8. पपीता

पपीते में एंटीऑक्सिडेंट और इम्यूनोस्टिमुलेंट प्रभाव होते हैं जो ऑक्सीडेटिव तनाव को कम करते हैं और इम्यून सिस्टम के कार्यों में सुधार करते हैं। पपीते में शक्तिशाली एंटीऑक्सिडेंट होते हैं जिन्हें कैरोटीनॉयड के रूप में जाना जाता है - विशेष रूप से लाइकोपीन। कैरोटीनॉयड शरीर में विटामिन ए में परिवर्तित हो जाते हैं और इम्यून सिस्टम को विनियमित करने में मदद करते हैं। पपीता विटामिन बी, सी, और के का भी अच्छा स्रोत है और एक उत्कृष्ट इम्युनिटी बूस्टर के रूप में जाना जाता है। यह एजिंग की प्रक्रिया को धीमा करता है और आपकी त्वचा को अधिक युवा और कोमल दिखने में मदद करता है। एक मध्यम आकार का पपीता विटामिन ए की आपकी दैनिक आवश्यकता को पूरा कर सकता है।

9. दही

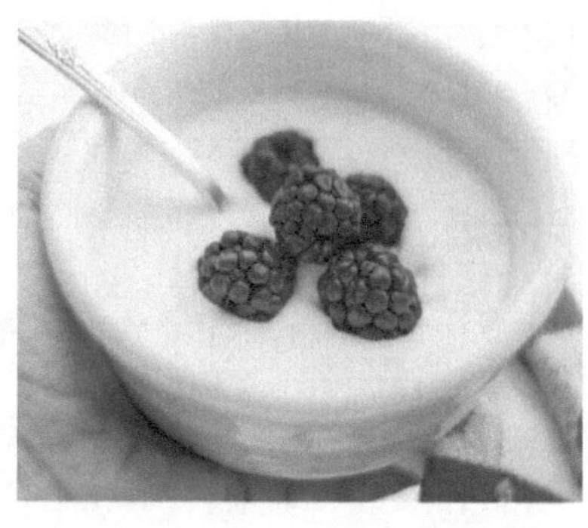

ऐसा कहा जाता है कि आपका पेट जितना स्वस्थ रहेगा, आपकी इम्युनिटी उतनी ही बेहतर होगी। दही प्रोबायोटिक का सबसे अच्छा उदाहरण है। दही में लैक्टोबैसिलस नामक प्रोबायोटिक या अच्छे बैक्टीरिया होते हैं जो आपके पेट को स्वस्थ रखने में मदद करते हैं, साथ ही आपकी इम्यून सिस्टम को भी बढ़ावा देते हैं। दही विटामिन और प्रोटीन से भी भरपूर होती है। दही के इम्युनोस्टिमुलेटरी प्रभाव के कारण, यह संक्रमण, पेट सम्बन्धी विकार, कैंसर और अस्थमा जैसी बीमारियों से लड़ने में मदद करती है। यह वृद्ध लोगों के लिए बहुत फायदेमंद है। सादा दही खाएँ, फ्लेवर वाले नहीं, और इसे अपने दोपहर के भोजन के साथ खाएँ।

10. ग्रीन टी

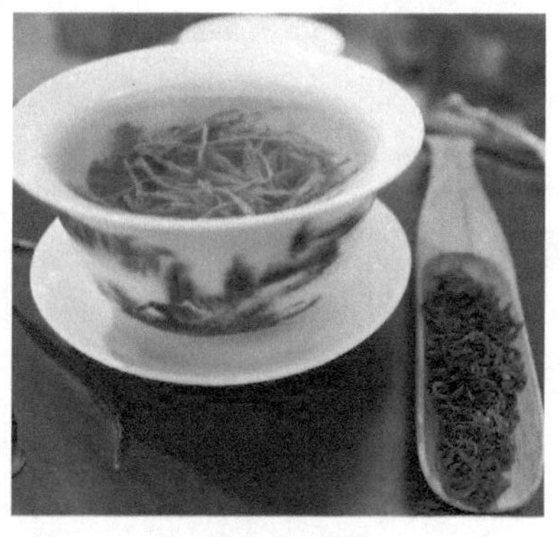

ग्रीन टी के उल्लेख के बिना सूची अधूरी है। दो शक्तिशाली एंटीऑक्सिडेंट- पॉलीफेनोल्स और फ्लेवोनोइड्स की उच्च मात्रा, ग्रीन टी को आपकी इम्युनिटी बढ़ाने के लिए एक रत्न बनाती है। ये एंटीऑक्सिडेंट शरीर में फ्री रेडिकल्स को मारते हैं और आपकी उम्र को लम्बा करते हैं।

फ्री रेडिकल्स उस प्रक्रिया के बाइ-प्रोडक्ट हैं जिसमें सेल्स शरीर में ऊर्जा उत्पन्न करने के लिए ऑक्सीजन का उपयोग करते हैं। निम्न या मध्यम स्तर पर, फ्री रेडिकल्स हानिकारक नहीं होते हैं, लेकिन ज्यादा संख्या में वे ऑक्सीडेटिव स्ट्रेस (अर्थ महत्वपूर्ण शब्दावली खंड में देखें) का कारण बनते हैं, जो कि एक हानिकारक प्रक्रिया है जो सभी सेल्स की संरचनाओं को नुकसान पहुँचाती है। ऑक्सीडेटिव स्ट्रेस आर्थराइटिस, ऑटोइम्यून विकारों, कैंसर, एजिंग, हृदय और न्यूरोडीजेनेरेटिव रोगों के विकास में महत्वपूर्ण भूमिका निभाता है।

ग्रीन टी के शक्तिशाली एंटीऑक्सिडेंट इन फ्री रेडिकल्स को मारते हैं और सर्दी, आर्थराइटिस, एजिंग और कैंसर जैसी बीमारियों से लड़ने में मदद करते हैं। अगर आपने अभी तक ग्रीन टी पीना शुरू नहीं किया है तो अब से जरूर पियें!

निष्कर्ष

ये खाद्य पदार्थ निश्चित रूप से आपकी इम्युनिटी को बढ़ाते हैं, लेकिन आपकी इम्यून सिस्टम को स्वस्थ रखने के लिए एक स्वस्थ जीवनशैली का होना भी महत्वपूर्ण है, जिसमें पर्याप्त नींद लेना, योग करना, सुबह की सैर करना और अपने तनाव को मैनेज करना शामिल है। बेशक, आपकी इम्युनिटी को बढ़ावा देने के लिए बाजार में डाइटरी सप्लीमेंट्स उपलब्ध हैं, लेकिन उनके प्रभाव सीमित हैं। प्राकृतिक होने की एक अच्छी बात यह है कि यह बिना किसी दुष्प्रभाव के सभी लाभों को प्रदान करती है। अधिकांश इम्युनिटी बूस्टर खाद्य पदार्थ आपकी त्वचा और बालों के स्वास्थ्य को भी बढ़ाते हैं, इसलिए इन्हें खाना पूर्णतः एक जीत की स्थिति है।

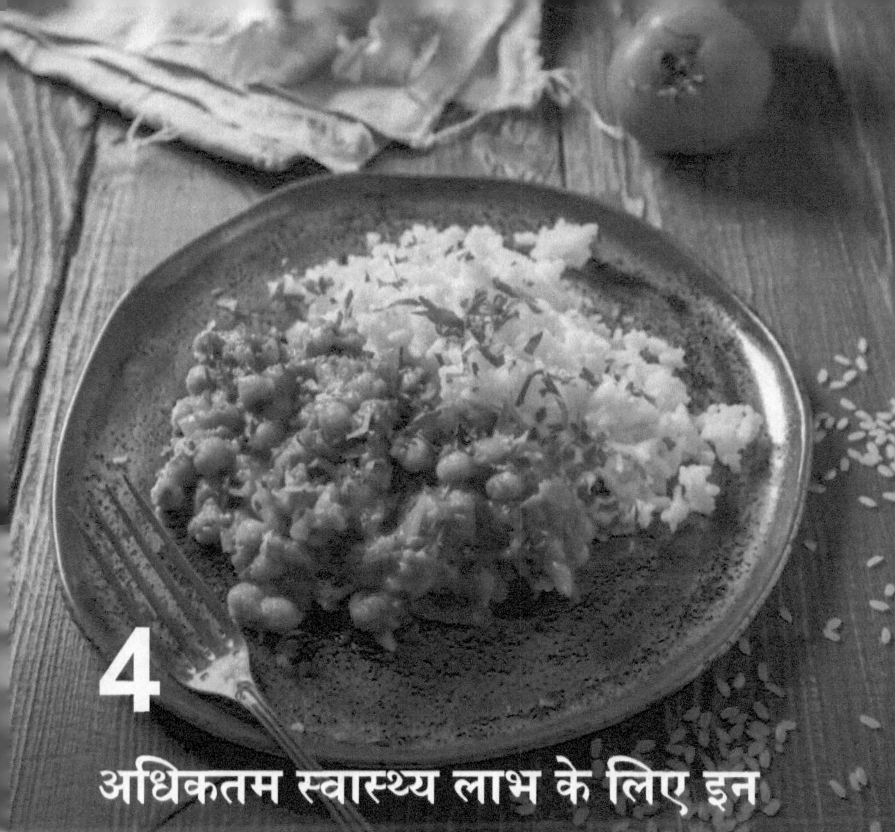

4

अधिकतम स्वास्थ्य लाभ के लिए इन 10 न्यूट्रिएंट कॉम्बिनेशन का सेवन करें

पोषक तत्वों को स्वास्थ्य लाभ प्रदान करने के लिए आपके शरीर में पर्याप्त रूप से अब्सॉर्ब (अवशोषित) होने की आवश्यकता होती है। कुछ पोषक तत्व आपके शरीर से बिना अब्सॉर्ब हुए तेजी से बाहर निकल जाते हैं, और आपको उनके स्वास्थ्य लाभ नहीं मिलते हैं। पोषक तत्वों के अब्सॉर्प्शन को विभिन्न कारक प्रभावित करते हैं। खाद्य पदार्थों को आपके शरीर में अब्सॉर्ब होने के लिए एक अनुकूल वातावरण और कुछ विटामिन और मिनरल्स की उपस्थिति की आवश्यकता होती है। यदि खाद्य पदार्थ आपके शरीर में अब्सॉर्ब नहीं होते हैं, तो आपको स्वास्थ्य लाभ नहीं मिलते हैं। सौभाग्य से, आप भोजन के अब्सॉर्प्शन को अन्य खाद्य पदार्थों के साथ जोड़कर बढ़ा सकते हैं, जो उनके अब्सॉर्प्शन के लिए आवश्यक वातावरण प्रदान करते हैं और उनके मेटाबोलिज्म (उपापचय) को रोकते हैं, जिससे रक्त में पोषक तत्व अब्सॉर्ब होने के लिए अधिक उपलब्ध होते हैं। इन खाद्य पदार्थों को एक साथ खाने से आपको अधिकतम स्वास्थ्य लाभ मिलना सुनिश्चित होता है।

नीचे 10 न्यूट्रिएंट कॉम्बिनेशन दिए गए हैं जिन्हें आपको अधिकतम स्वास्थ्य लाभ के लिए खाना चाहिए।

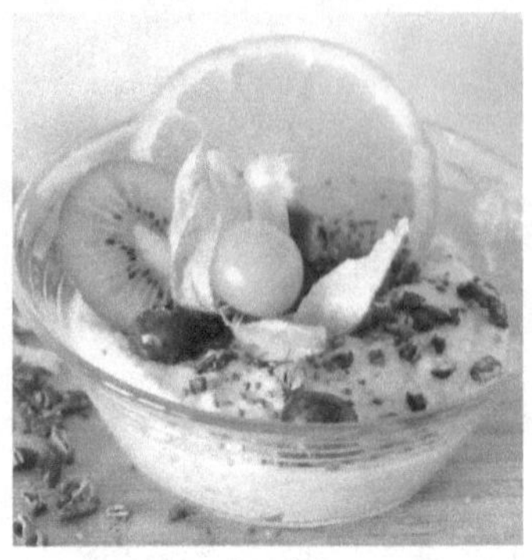

आयरन के बेहतर अब्सॉर्प्शन के लिए इन फूड कॉम्बिनेशन को खाएँ:

1. नींबू का रस और पालक
पालक को पकाते समय नींबू का रस मिलाएँ, यह पालक का गहरा हरा रंग बनाए रखेगा और साथ ही आयरन के अब्सॉर्प्शन को भी बढ़ाएगा।
2. नींबू का रस और स्प्राउट्स
3. टमाटर और दाल
4. संतरा और ओट्स
5. टमाटर और चुकंदर

1. आयरन के साथ विटामिन सी

आयरन रक्त उत्पादन के लिए एक आवश्यक न्यूट्रिएंट है। रेड ब्लड सेल्स (लाल रक्त कोशिकाओं) में मौजूद हीमोग्लोबिन में लगभग 70 प्रतिशत आयरन होता है। हीमोग्लोबिन रक्त के माध्यम से फेफड़ों से शरीर के अंगों तक ऑक्सीजन पहुँचाता है। आयरन की कमी से आपको एनीमिया हो सकता है जिससे हृदय संबंधी समस्याएँ हो सकती हैं। यदि आप बहुत कम आयरन युक्त खाद्य पदार्थ खा रहे हैं, या शरीर में आयरन ठीक से अब्सॉर्ब नहीं हो रहा है, तो आपको आयरन की कमी हो सकती है। जब आप विटामिन सी को आयरन के साथ खाते हैं तो यह आयरन से बंध कर उसकी स्थिरता और घुलनशीलता को बढ़ाता है। एक बार जब आयरन अधिक घुलनशील हो जाता है, तो यह आंत में मौजूद म्युकस मेम्ब्रेन के माध्यम से शरीर में अधिक आसानी से अब्सॉर्ब होता है और आपको आयरन का पूरा स्वास्थ्य लाभ मिलता है।

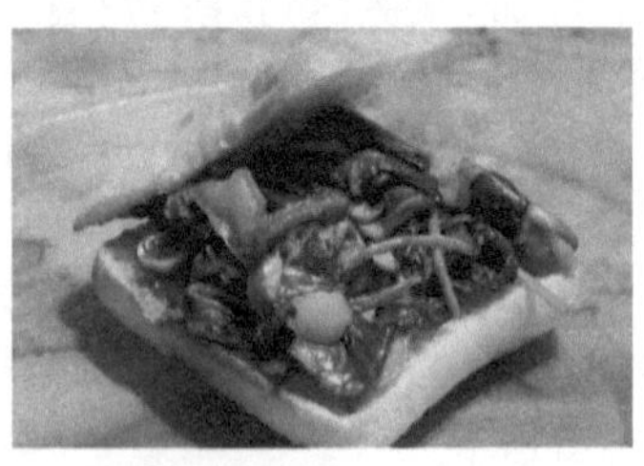

2. कैल्शियम के साथ विटामिन डी

कैल्शियम और विटामिन डी दोनों आपकी हड्डियों के स्वास्थ्य के लिए बहुत महत्वपूर्ण हैं। न केवल आपकी

हड्डियाँ बल्कि आपके हृदय, मांसपेशियों और नसों को भी ठीक से काम करने के लिए कैल्शियम की आवश्यकता होती है। आपने देखा होगा कि कैल्शियम की गोलियाँ हमेशा विटामिन डी के कॉम्बिनेशन में ही आती हैं। इसके पीछे एक ठोस कारण है। विटामिन डी फैट में घुलनशील पोषक तत्व है जो आंत में कैल्शियम के अब्सॉर्प्शन को बढ़ाता है। विटामिन डी के साथ कैल्शियम न केवल आपको ऑस्टियोपोरोसिस और हड्डियों की बीमारी से बचा सकता है, यह संयोजन डायबिटीज़, हाई ब्लड प्रेशर और कैंसर से भी रक्षा करता है।

बेहतर कैल्शियम अब्सॉर्प्शन के लिए इन फूड कॉम्बिनेशन को खाएँ:

1. सुबह 10 से 15 मिनट के लिए धूप सेके, उसके बाद एक गिलास दूध पिएँ।
2. मशरूम और सोयाबीन
3. दही और नट्स
4. मशरूम और गहरे रंग के पत्तेदार साग
5. सौर क्रीम और ब्रोकोली

3. हल्दी के साथ काली मिर्च

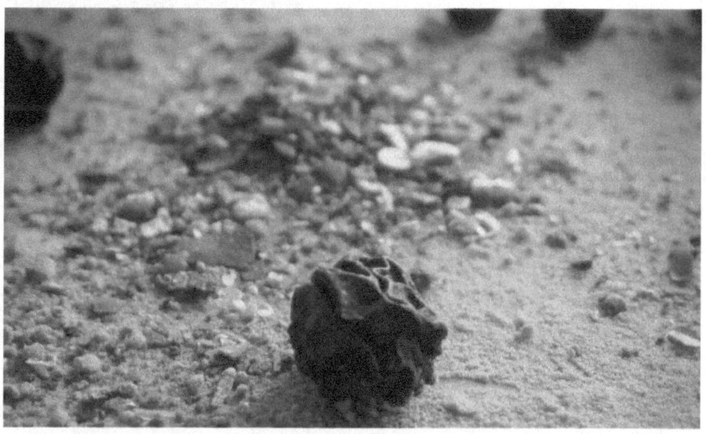

हल्दी में मौजूद करक्यूमिन के कारण अनेक स्वास्थ्य लाभ होते हैं। करक्यूमिन के साथ समस्या यह है कि यह शरीर में अच्छी तरह से अब्सॉर्ब नहीं होता है। इसके अतिरिक्त, यह शरीर में तेजी से मेटाबोलाइज़ होता है जिससे ये तेजी से शरीर से बाहर निकल जाता है। नतीजतन, आप इसके स्वास्थ्य लाभों से वंचित रह जाते हैं। हल्दी और काली मिर्च को मिलाकर आप करक्यूमिन की बायोअवेलेबिलिटी बढ़ा सकते हैं। काली मिर्च

में पिपेरिन नामक सक्रिय तत्व होता है जो करक्यूमिन को पाचक एंजाइमों से बचाता है। यह करक्यूमिन के टूटने को धीमा कर देता है। नतीजतन, करक्यूमिन लंबे समय तक रक्तप्रवाह में बना रहता है। इसलिए, यह करक्यूमिन के अब्सॉर्प्शन को कई गुना बढ़ा देता है, जिससे करक्यूमिन शरीर द्वारा उपयोग करने के लिए अधिक आसानी से उपलब्ध होता है।

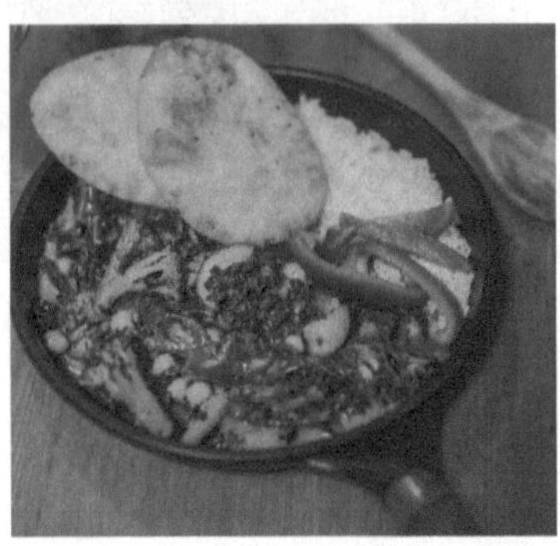

4. विटामिन ए के साथ जिंक

विटामिन ए न केवल नाइट ब्लाइंडनेस से बचाव के लिए महत्वपूर्ण है, बल्कि यह स्वस्थ विकास को भी बढ़ावा देता है और इम्युनिटी को बढ़ाने में बहुत महत्वपूर्ण भूमिका निभाता है। शरीर में जिंक की उपलब्धता से विटामिन ए का अब्सॉर्प्शन अत्यधिक प्रभावित होता है। जिंक शरीर में विटामिन ए के अब्सॉर्प्शन, ट्रांसपोर्ट और उपयोग में महत्वपूर्ण भूमिका निभाता है। जब आपके शरीर में जिंक की कमी होती है, तो यह लीवर से शरीर के टिश्यूज़ तक विटामिन ए पहुँचाने की गति को प्रभावित करता है। जिंक रेटिनॉल (विटामिन ए) के रेटिनल में रूपांतरण को भी नियंत्रित करता है, जिसके लिए जिंक पर निर्भर एंजाइम की क्रिया की आवश्यकता होती है। इसलिए, यदि आप जिंक युक्त फूड के साथ विटामिन ए युक्त खाद्य पदार्थ खाते हैं, तो आपको विटामिन ए के अधिकतम स्वास्थ्य लाभ प्राप्त होते हैं।

बेहतर विटामिन ए अब्सॉर्प्शन के लिए इन फूड कॉम्बिनेशन को खाएँ:

1. काजू और गाजर का हलवा
2. फलियाँ (राजमा, चना) और पालक
3. ड्राई फ्रूट्स और आम रस
4. स्विस चीज़ और शकरकंद
5. ओट्स और पपीता

5. ग्रीन टी के साथ नींबू

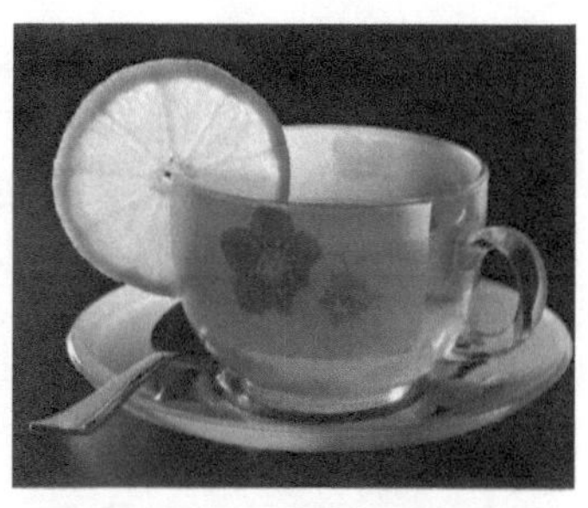

ग्रीन टी कैटेचिन नामक तत्व से भरी हुई होती है जो कि पॉलीफेनोल्स है जिनमें शक्तिशाली एंटीऑक्सिडेंट, एंटी-इंफ्लेमेटरी और एंटीबैक्टीरियल गुण होते हैं। कैटेचिन ब्लड प्रेशर और शुगर लेवल में सुधार करता है, कोशिकाओं को क्षति से बचाता है और कैंसर को रोकने में बहुत प्रभावी है। ग्रीन टी के कैटेचिन आंत में अपेक्षाकृत अस्थिर होते हैं। विटामिन सी से भरपूर खाद्य पदार्थ जैसे खट्टे फल शरीर में अब्सॉर्ब करने के लिए उपलब्ध कैटेचिन की मात्रा को बढ़ाते हैं। आंत में उनके क्षरण को रोकने के लिए विटामिन सी कैटेचिन के साथ परस्पर क्रिया करता है। नतीजतन, शरीर में अब्सॉर्ब होने के लिए अधिक कैटेचिन उपलब्ध होता है। इसलिए, अपने ग्रीन टी में नींबू का रस अवश्य डालें क्योंकि जब आप अपनी ग्रीन टी में नींबू मिलाते हैं, तो यह कैटेचिन के अब्सॉर्प्शन को पाँच गुना से अधिक बढ़ा देता है।

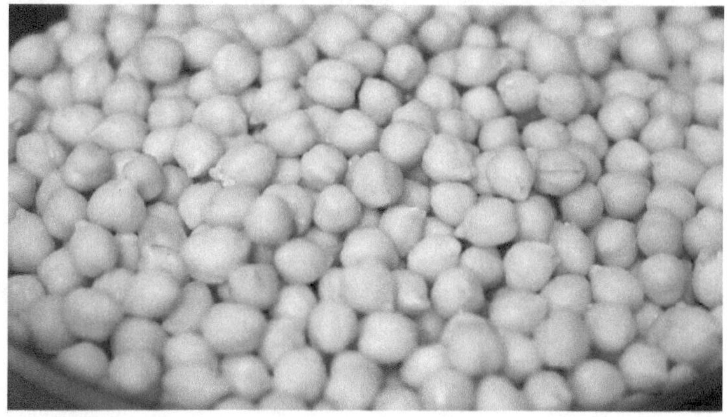

6. फाइटिक एसिड और पानी

प्लांट बेस्ड (वनस्पति पर आधारित) खाद्य पदार्थ जैसे साबुत अनाज, फलियाँ और मेवों में फाइटिक एसिड होता है जो आयरन, जिंक, कैल्शियम और मैंगनीज जैसे मिनरल्स से बंधता है और शरीर में उनके अब्सॉर्प्शन को रोकता है। जब फाइटिक एसिड इन मिनरल्स से जुड़ता है तो यह फाइटेट्स बनाता है, और हमारे शरीर में ऐसा कोई एंजाइम नहीं है जो इन मिनरल्स को छोड़ाने के लिए फाइटेट को तोड़ सके।

खाद्य पदार्थ जिन्हें आपको बेहतर अब्सॉर्प्शन के लिए भिगोना चाहिए:

1. नट्स (बादाम, मूंगफली, अखरोट, और अन्य)
2. फलियाँ (राजमा, चना और मटर)
3. चावल
4. गेहूँ का चोकर
5. तिल

इसलिए, आपको इन मिनरल्स का पूर्ण स्वास्थ्य लाभ नहीं मिलता है। सौभाग्य से, इस समस्या का सरल समाधान इन्हें पानी में भिगोना है! पानी में भिगोने से फाइटिक एसिड पानी में घुल जाता है। आपको फाइटिक एसिड युक्त खाद्य पदार्थों को रात भर (या कम से कम 3-4 घंटे के लिए) पानी में भिगोना चाहिए। यह मिनरल्स की बायोअवेलिबिलिटी में वृद्धि करता है और पेट संबंधी बीमारियों को कम करता है।

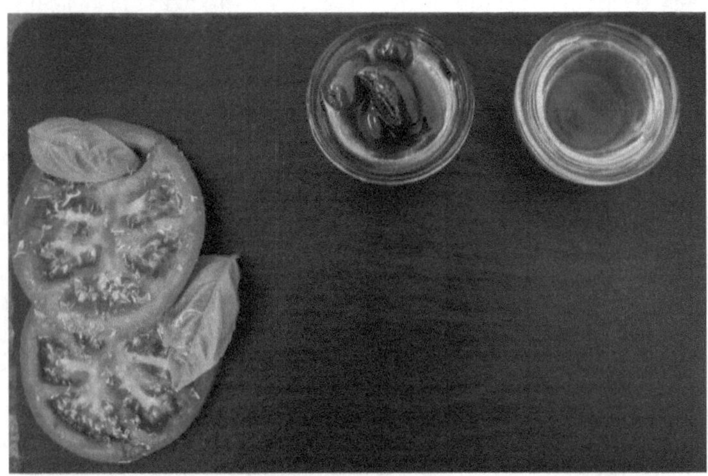

7. टमाटर के साथ ओलिव आयल

टमाटर में लाइकोपीन नामक मुख्य कैरोटीनॉयड तत्व होता है। टमाटर का एंटीऑक्सीडेंट लाइकोपीन हृदय रोग और कुछ प्रकार के कैंसर के जोखिम को कम करता है। लाइकोपीन फैट में घुलनशील कंपाउंड है, जिसका अर्थ है कि यह हेल्थी फैट की उपस्थिति में बेहतर अब्सॉर्ब होता है। ओलिव आयल में पके हुए टमाटर खाने से लाइकोपीन का अब्सॉर्प्शन बहुत बढ़ जाता है और आपकी कोशिकाओं को फ्री रेडिकल्स से बचाता है। फ्री रेडिकल्स एजिंग, हृदय रोग, कैंसर और अन्य बीमारियों का मुख्य कारण है।

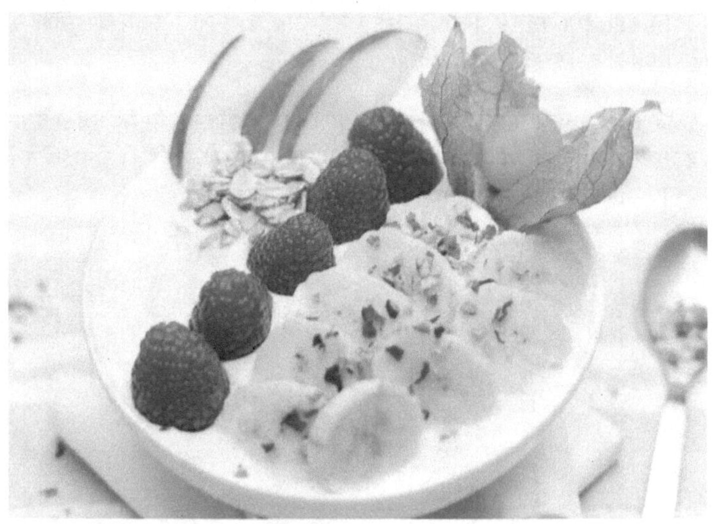

8. फोलेट के साथ विटामिन बी12

फोलेट (फोलिक एसिड या विटामिन बी 9) जब अकेले लिया जाता है, तो विटामिन बी12 की कमी के लक्षणों को छुपा सकता है। समस्या यह है कि लक्षणों के बिना आपको पता ही नहीं चलता कि आप में विटामिन बी12 की कमी है। इससे निदान में देरी हो सकती है, और नर्व क्षति का जोखिम हो सकता है। इस कारण से, इन दोनों विटामिन को अक्सर एक साथ लिया जाता हैं। इसके अलावा, फोलेट रेड ब्लड सेल्स को बनाने और शरीर में आयरन को ठीक से काम करने में मदद करने के लिए विटामिन बी 12 के साथ मिलकर काम करता है। फोलेट और विटामिन बी12 एक साथ (विटामिन बी6 के साथ) होमोसिस्टीन के स्तर को कम करने में मदद करते हैं। अध्ययन से पता चलता है कि होमोसिस्टीन (एक अमीनो एसिड) का उच्च स्तर दिल सम्बन्धी बीमारियों से जुड़ा है, जिससे दिल का दौरा और स्ट्रोक हो सकता है। यदि आप फोलेट और विटामिन बी12 से भरपूर खाद्य पदार्थ एक साथ खाते हैं, तो आपको कभी भी फोलेट या विटामिन बी12 की कमी नहीं होगी, और आप कभी भी

अधिकतम स्वास्थ्य लाभ के लिए इन फोलेट और विटामिन बी 12 फूड कॉम्बिनेशन को खाएँ:

1. दही और केला
2. शिटाके मशरूम और गहरे रंग के पत्तेदार साग
3. दूध और नट्स
4. दही और भिंडी
5. व्हेय* और दाल

उदास नहीं होंगे क्योंकि दोनों विटामिन एक साथ खाए जाने पर ये इम्युनिटी को बढ़ाते हैं और मूड को अच्छा करते हैं।

*व्हेय पनीर बनाने की प्रक्रिया का गौण उत्पादन (बाइ-प्रोडक्ट) है। यह दूध से पनीर बनने और छानने के बाद बचा हुआ तरल है। दाल को सादे पानी की जगह व्हेय में पकाएँ या आटा गुथने में सादे पानी की जगह इसे उपयोग करें ।

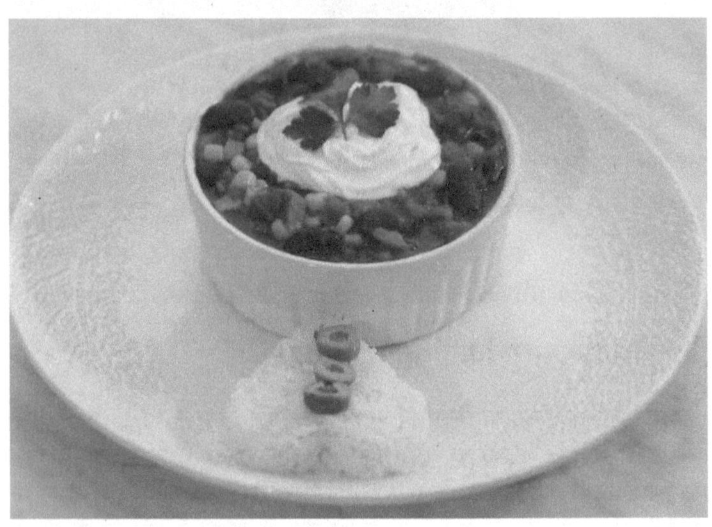

9. बीन्स के साथ चावल (पूर्ण प्रोटीन)

मानव शरीर को नौ अमीनो एसिड की आवश्यकता होती है, जो आवश्यक हैं यानी आपको उन्हें भोजन के माध्यम से ही प्राप्त करना होता है क्यों कि शरीर इनको खुद नहीं बना सकता है। एक पूर्ण प्रोटीन का मतलब होता है प्रोटीन का एक खाद्य स्रोत जिसमें नौ आवश्यक अमीनो एसिड में से प्रत्येक की पर्याप्त मात्रा होती है। सभी प्रोटीन स्रोत पूर्ण प्रोटीन नहीं होते हैं, विशेष रूप से शाकाहारी प्रोटीन स्रोत। इसका मतलब यह नहीं है कि शाकाहारी होने के कारण आप अमीनो एसिड से वंचित रह जाएँगे। आप सही फूड कॉम्बिनेशन खा कर

संपूर्ण प्रोटीन प्राप्त करने के लिए इन फूड कॉम्बिनेशन को खाएँ:

1. राजमा और चावल
2. हरे मटर और दाल
3. मकई और मिश्रित बीन्स
4. मसूर दाल और ब्राउन राइस
5. गोभी और गेहूँ

सभी आवश्यक अमीनो एसिड प्राप्त कर सकते हैं। सबसे अच्छा उदाहरण चावल और बीन्स (राजमा और छोले) है। चावल और बीन्स मिलकर एक संपूर्ण प्रोटीन बनाते हैं क्योंकि इन्हें जब एक साथ खाया जाता है, तो वे मानव आहार में आवश्यक सभी नौ आवश्यक अमीनो एसिड प्रदान करते हैं।

बीन्स लाइसिन नामक एमिनो एसिड में समृद्ध होते हैं लेकिन मेथियोनीन के रूप में जाना जाने वाला एक एमिनो एसिड इसमें नहीं होता है। चावल में मेथियोनीन का उच्च स्तर होता है लेकिन इसमें लाइसिन अमीनो एसिड पर्याप्त नहीं होता है। जब चावल और बीन्स (जैसे कि राजमा और छोले) का एक साथ सेवन किया जाता है, तो यह कॉम्बिनेशन प्रत्येक अमीनो एसिड प्रदान करता है जो एक दूसरे में नहीं होता है, जिससे यह उच्च गुणवत्ता वाला प्रोटीन बन जाता है।

10. विटामिन ए, डी, ई और के और हैल्थी फैट

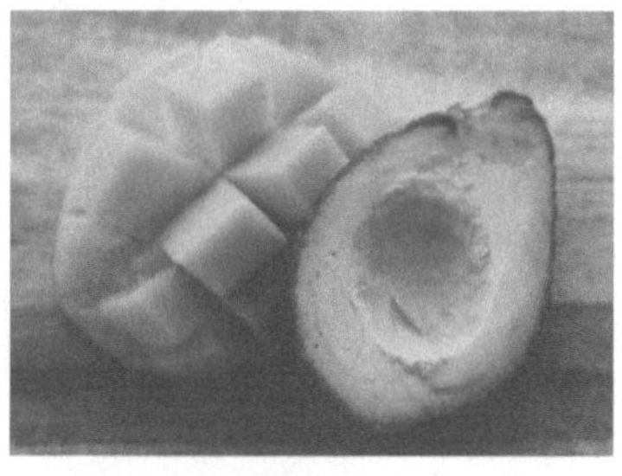

विटामिन ए, डी, ई और के, सभी फैट में घुलनशील विटामिन हैं। इन फैट में घुलनशील विटामिनों को ठीक से अब्सॉर्ब होने के लिए शरीर में फैट की उपलब्धता की आवश्यकता होती है। आपका शरीर एक ही समय में कुछ फैट खाए बिना उन्हें प्रभावी ढंग से अब्सॉर्ब नहीं कर सकता है। फैट में घुलनशील विटामिन युक्त खाद्य पदार्थों के कुछ उदाहरण हैं: विटामिन ए - आम, लाल शिमला मिर्च, शकरकंद, और अधिकांश रंगीन सब्जियाँ, विटामिन डी - दूध और दूध के उत्पाद, विटामिन ई - बादाम, मूंगफली, सूरजमुखी के बीज और विटामिन के - फूलगोभी, पालक, केल जैसे पत्तेदार साग।

फैट में घुलनशील विटामिन के बेहतर अब्सॉर्प्शन के लिए इन फूड कॉम्बिनेशन को खाएँ:

1. बादाम मिल्कशेक
2. गाय के घी में भुने हुए ड्राई फ्रूट्स
3. पालक और सरसों का तेल
4. आम और एवोकैडो
5. ड्राई फ्रूट्स और फ्लैक्स सीड्स

नोट: इन न्यूट्रिएंट कॉम्बिनेशन से बने व्यंजनो के लिए पढ़े बीमारी से बचने और इन्हें नियंत्रित करने के लिए खाएँ - कुकबुक।

निष्कर्ष

ऊपर बताए गए फूड कॉम्बिनेशन को खाना ज्यादा मुश्किल नहीं है। उपरोक्त में से कुछ फूड कॉम्बिनेशन आप पहले से खा रहे होंगे, कुछ कॉम्बिनेशन आपके लिए नए हो सकते हैं। अपनी स्वाद कली के साथ कुछ प्रयोग करने का समय आ गया है। यदि आप इन पोषक तत्वों को मिलाकर कोई नई डिश लेकर आए हैं, तो मुझे भी बताएँ। मुझे भी इसे आजमाना अच्छा लगेगा।

अध्याय 2
बीमारी: रोकथाम और नियंत्रण

डायबिटीज़

हाई ब्लड प्रेशर

आर्थराइटिस

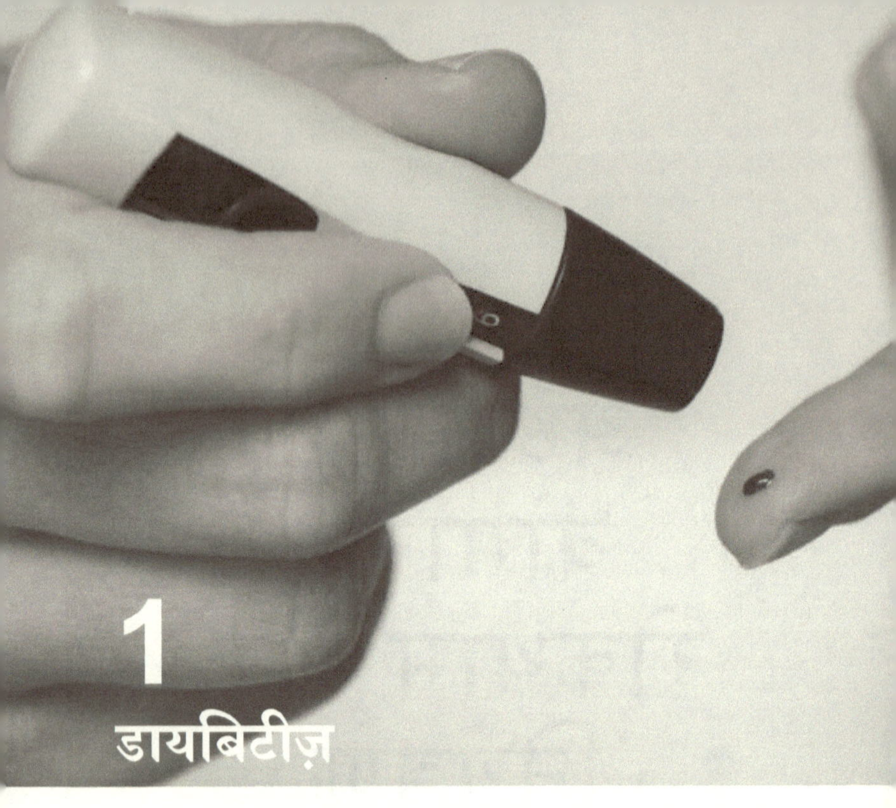

1.1 डायबिटीज़ के बारे में सब कुछ जो आपको जानना चाहिए

डायबिटीज़ लम्बे समय से चली आ रही बीमारियों में शायद सबसे आम बीमारी है। दुनिया की वयस्क आबादी में 11 में से 1 व्यक्ति डायबिटीज़ के साथ जी रहा है। यह धीमे जहर की तरह है। यह धीरे-धीरे आपके शरीर के दूसरे हिस्से को प्रभावित करता है और गुर्दे की विफलता, अंधापन और दिल के दौरे का एक प्रमुख कारण है। चिंता का विषय यह है कि लोग डायबिटीज़ को गंभीरता से नहीं लेते हैं। युवा पीढ़ी इसके बारे में अच्छी तरह से शिक्षित नहीं है, और प्रभावित लोग दवाओं पर बेहद निर्भर हैं, और आहार और व्यायाम के क्षेत्र में कम प्रयास करते हैं। डायबिटीज़ उम्र के साथ नहीं आता है, जब कि यह खराब जीवनशैली और स्वस्थ पोषक तत्वों की कमी के कारण होता है। यदि आपको टाइप-2 डायबिटीज़ है तो आपको इसे अपने जीवन में अपनाने की आवश्यकता नहीं है, डायबिटीज़ प्रतिवर्ती है। प्रारंभिक निदान, स्वस्थ

आहार, शारीरिक गतिविधि और आपकी दवाओं के साथ, आप अपने डायबिटीज़ को पलट सकते हैं। यदि आपको लंबे समय से डायबिटीज़ है और आप दवा की उच्च खुराक पर हैं, तो आपका उद्देश्य केवल शुगर वाले खाद्य पदार्थों से परहेज़ करना नहीं होना चाहिए। आपको उन खाद्य पदार्थों को खाने का लक्ष्य बनाना चाहिए जो आपके डायबिटीज़ की दवाओं की नकल करते हैं और बिना किसी दुष्प्रभाव के शरीर में दवाओं के समान ही प्रभाव डालते हैं। डायबिटीज़ के जटिलताओं की नियमित जांच से इन जटिलताओं के गंभीर होने से पहले इन्हें रोकने और उनका इलाज करने में मदद मिलती है।

नीचे डायबिटीज़ के बारे में कुछ खतरनाक तथ्य दिए गए हैं जिनके बारे में कोई बात नहीं करता है:

- अंतर्राष्ट्रीय डायबिटीज़ महासंघ (आईडीएफ) के अनुसार, 2019 में डायबिटीज़ के कारण 4.2 मिलियन मौतें हुईं।
- अंतर्राष्ट्रीय डायबिटीज़ महासंघ के अनुसार, 374 मिलियन लोगों को टाइप-2 डायबिटीज़ के विकास का खतरा है।
- विश्व स्वास्थ्य संगठन (डब्ल्यूएचओ) के अनुसार, डायबिटीज़ किडनी की विफलता, दिल के दौरे, स्ट्रोक और अंधेपन का एक प्रमुख कारण है।
- विश्व स्वास्थ्य संगठन के अनुसार, 2016 में डायबिटीज़ मृत्यु का सातवा प्रमुख कारण था।

डायबिटीज़ को एक न्यू नॉर्मल के रूप में स्वीकार न करें, यह आम हो सकता है लेकिन सामान्य नहीं है। आइए डायबिटीज़ को प्राकृतिक तरीकों से रोकें और नियंत्रित करें। लेकिन इसके लिए, सबसे पहले आपको डायबिटीज़ के हर पहलू के बारे में पूरी जानकारी होनी चाहिए ताकि आप स्वास्थ्य पेशेवरों की थोड़ी मदद के साथ (जो आपको हर कदम पर मार्गदर्शन कर सकते हैं जहाँ आपको दुविधा हो) खुद ही बिना दवाओं के डायबिटीज़ को रोक सके और अगर आपको पहले से ही डायबिटीज़ है तो इसे नियंत्रित कर सके।

डायबिटीज़ क्या है?

डायबिटीज़ (मधुमेह) एक दीर्घकालिक रोग है, यह या तो तब होता है जब शरीर इंसुलिन का उत्पादन बिलकुल नहीं करता है या तब जब शरीर इंसुलिन का उत्पादन

प्रभावी ढंग से नहीं करता है। इंसुलिन एक हार्मोन है जो ऊर्जा बनाने के लिए शरीर को शुगर (ग्लूकोज) का उपयोग करने में मदद करता है।

रक्त में उच्च शुगर (ग्लूकोज) के स्तर के लिए चिकित्सा शब्द "हाइपरग्लेसेमिया" है। यह अनियंत्रित डायबिटीज़ का एक आम प्रभाव है। समय के साथ, हाइपरग्लेसेमिया शरीर के कई प्रणालियों, विशेष रूप से नर्व्स और रक्त वाहिकाओं को गंभीर नुकसान पहुँचाता है।

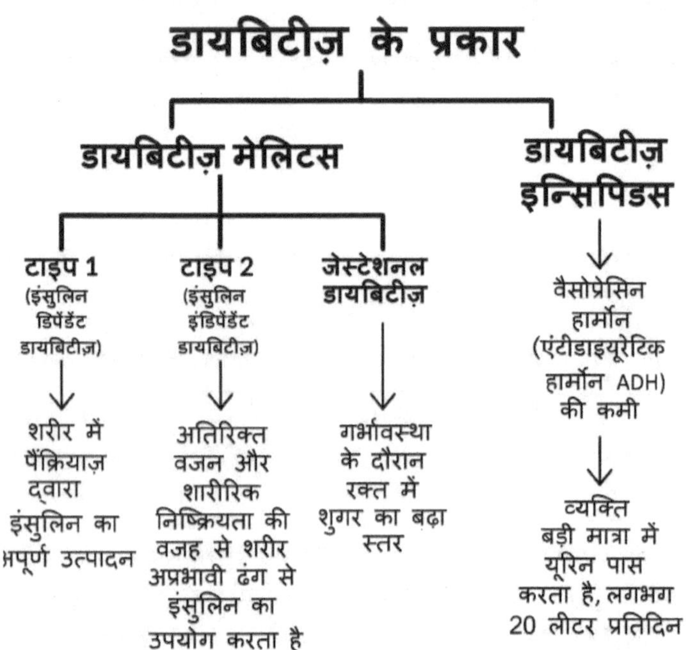

डायबिटीज़ इन्सिपिडस

डायबिटीज़ इन्सिपिडस वाले लोगों में रक्त में शुगर का स्तर सामान्य होता है। डायबिटीज़ मेलिटस और डायबिटीज़ इन्सिपिडस के बीच एकमात्र समानता अत्यधिक यूरिन है। डायबिटीज़ इन्सिपिडस तब होता है जब किडनी (गुर्दे) शरीर में तरल पदार्थ को संतुलित नहीं कर पाते हैं। यह पिट्यूटरी ग्रंथि में कुछ क्षति के कारण होता है, जो यूरिन स्राव को कम करने वाला हार्मोन - एंटीडाइयुरेटिक हार्मोन (ADH) को

रिलीज़ करता है, जिसे वैसोप्रेसिन भी कहा जाता है। एडीएच या वैसोप्रेसिन किडनी को शरीर में सामान्य पानी बनाए रखने में सक्षम बनाता है। क्षतिग्रस्त पिट्यूटरी ग्रंथि वैसोप्रेसिन हार्मोन रिलीज़ करने में असमर्थ होती है और वैसोप्रेसिन की अनुपस्थिति में, किडनी शरीर से बहुत अधिक पानी का निष्कासन करतीं हैं। यह लगातार और अत्यधिक यूरिन का कारण बनता है, जिसके परिणामस्वरूप डिहाइड्रेशन (निर्जलीकरण) हो सकता है।

डायबिटीज़ मेलिटस

डायबिटीज़ मेलिटस, या सिर्फ डायबिटीज़, एक विकार है। डायबिटीज़ की स्थिति में शरीर में अपनी आवश्यकताओं को पूरा करने के लिए पर्याप्त इंसुलिन नहीं होता है जिससे असामान्य रूप से रक्त में शुगर (ग्लूकोज) का स्तर बढ़ जाता है। यह या तो इसलिए होता है क्योंकि शरीर पर्याप्त इंसुलिन का उत्पादन नहीं करता है या इसलिए क्योंकि इंसुलिन का उपयोग करने में शरीर अप्रभावी होता है। डायबिटीज़ में, यूरिन और प्यास बढ़ जाती है और नसों और छोटे रक्त वाहिकाओं को नुकसान पहुँचाती है जो स्वास्थ्य जटिलताओं का कारण बनता है, विशेष रूप से किडनी और आँखों में जटिलताओं का कारण बनता है।

डायबिटीज़ में आपके शरीर में क्या होता है?

जब आप कार्बोहाइड्रेट युक्त भोजन खाते हैं, तो आपका शरीर उन्हें शुगर (ग्लूकोज) में तोड़ देता है और आपके रक्तप्रवाह में भेज देता है। रक्तप्रवाह में ग्लूकोज की वृद्धि पैंक्रियाज़ को ट्रिगर करती हैं और पैंक्रियाज़ रक्तप्रवाह में इंसुलिन छोड़ता है। इंसुलिन मांसपेशियों, लिवर, और फैट कोशिकाओं को रक्त से ग्लूकोज लेने का संकेत देता है। ये कोशिकाएँ ग्लूकोज को रक्तप्रवाह से ले कर ऊर्जा में परिवर्तित करती हैं या बाद में उपयोग के लिए संग्रहीत करती हैं। डायबिटीज़ मेलिटस में आपका शरीर इंसुलिन का ढंग से उपयोग नहीं करता है, जिसके परिणामस्वरूप आपके रक्त में बहुत अधिक ग्लूकोज होता है।

टाइप-1 डायबिटीज़

(इंसुलिन पर निर्भर डायबिटीज़)

टाइप-1 डायबिटीज़ एक ऑटोइम्यून स्थिति है जिसमें पैंक्रियाज़ इंसुलिन का उत्पादन नहीं कर सकता है। आमतौर पर, इम्यून सिस्टम आपके शरीर को बैक्टीरिया और वायरस के हमले से बचाता है। ऑटोइम्यून स्थिति एक ऐसी स्थिति होती है जिसमें आपका इम्यून सिस्टम गलती से आपके शरीर की कोशिकाओं पर हमला करता है।

टाइप-1 डायबिटीज़ में इम्यून सिस्टम इंसुलिन का उत्पादन करने वाले पैंक्रियाज़ के बीटा कोशिकाओं को नष्ट कर देता है, जिससे पैंक्रियाज़ इंसुलिन का उत्पादन करने में असमर्थ होता है।

इंसुलिन एक हार्मोन है जो आपके रक्त में शुगर के स्तर को नियंत्रित करता है। इंसुलिन की अनुपस्थिति में आपका शरीर ऊर्जा के लिए शुगर (ग्लूकोज) का उपयोग या स्टोर नहीं कर सकता है। जिसके कारण शुगर आपके रक्त में रहता है, और आपके रक्त में शुगर का स्तर बहुत अधिक हो जाता है (हाइपरग्लेसेमिया)। लगातार उच्च ग्लूकोज के स्तर का परिणाम डायबिटीज़ होता है और यह आपके किडनी, नर्व्स, आँखों और हृदय के स्वास्थ्य को प्रभावित कर सकता है। जिस व्यक्ति को टाइप-1 डायबिटीज़ होता है, उसे रक्त में शुगर को नियंत्रित करने के लिए दैनिक इंसुलिन इंजेक्शन की आवश्यकता होती है।

यह स्थिति आमतौर पर बच्चों और युवाओं में दिखाई देती है, इसलिए इसे पहले जुवेनाइल डायबिटीज़ कहा जाता था।

टाइप-2 डायबिटीज़

(इंसुलिन-स्वतंत्र डायबिटीज़)

टाइप-2 डायबिटीज़, डायबिटीज़ का सबसे आम रूप है जो मुख्य रूप से मोटापे और व्यायाम की कमी के कारण होता है। रक्त में उच्च शुगर (हाइपरग्लेसेमिया) और इंसुलिन रेजिस्टेंस इसकी विशेषता है।

इंसुलिन रेजिस्टेंस एक ऐसी स्थिति है जिसमें आपका पैंक्रियाज़ इंसुलिन को सामान्य रूप से जारी करता है जैसा कि इसे करना चाहिए, लेकिन आपकी मांसपेशियों, फैट और लिवर की कोशिकाएँ ऊर्जा बनाने के लिए ग्लूकोज को रक्तप्रवाह से बाहर निकालने के इंसुलिन द्वारा दिए गए संकेत का पालन नहीं करती हैं। इससे आपके रक्त में बहुत अधिक ग्लूकोज होता है, जिसे प्रीडायबिटीज़ के रूप में जाना जाता है।

प्रीडायबिटीज़ वाले व्यक्ति में, पैंक्रियाज़ शरीर के रेजिस्टेंस (प्रतिरोध) को दूर करने और रक्त में शुगर के स्तर को नीचे रखने के लिए पर्याप्त इंसुलिन जारी करने के लिए तेजी से मेहनत करता है। समय के साथ, पैंक्रियाज़ की इंसुलिन छोड़ने की क्षमता कम होने लगती है, जिससे टाइप-2 डायबिटीज़ का विकास होता है।

इंसुलिन रेजिस्टेंस का कारण

इंसुलिन रेजिस्टेंस का मुख्य कारण शरीर में अतिरिक्त वजन, पेट क्षेत्र में बहुत अधिक फैट और एक गतिहीन जीवनशैली है, हालांकि आनुवांशिकी और बढती उम्र भी इंसुलिन रेजिस्टेंस के विकास में भूमिका निभाती है।

जेस्टेशनल डायबिटीज़

जेस्टेशनल डायबिटीज़ एक ऐसी स्थिति है जिसमें गर्भावस्था के दौरान रक्त में शुगर का स्तर ऊँचा हो जाता है। गर्भावस्था के दौरान शरीर विभिन्न परिवर्तनों से गुजरता है, जैसे वजन बढ़ना और हार्मोन में बदलाव, जो शरीर की कोशिकाओं की इंसुलिन के प्रति प्रभावी ढंग से प्रतिक्रिया करने की क्षमता को प्रभावित करता है। अधिकांश समय पैंक्रियाज़ इंसुलिन रेजिस्टेंस को दूर करने के लिए पर्याप्त इंसुलिन का उत्पादन कर पाता है, लेकिन कुछ गर्भवती महिलाएँ पर्याप्त इंसुलिन का उत्पादन नहीं कर पाती हैं और उनमे जेस्टेशनल डायबिटीज़ (गर्भावधि डायबिटीज़) का विकास होता है। ज्यादातर, प्रसव के तुरंत बाद जेस्टेशनल डायबिटीज़ दूर हो जाता है। जिन महिलाएँ में गर्भावस्था के दौरान जेस्टेशनल डायबिटीज़ का विकास होता है, उन्हें आगे चलकर जीवन में टाइप-2 डायबिटीज़ विकसित होने का अधिक खतरा होता है।

नीचे डायबिटीज़ मेलिटस के बारे में वो सब कुछ है जिसे आपको इससे बचने और नियंत्रित करने के लिए जानने की आवश्यकता है:

डायबिटीज़ के लक्षण

अत्यधिक यूरिन (पॉलीयूरिया): अतिरिक्त ग्लूकोज से छुटकारा पाने के लिए किडनी सामान्य से अधिक यूरिन बनाती है। सामान्य व्यक्ति का दैनिक यूरिन उत्पादन 1 से 2 लीटर होता है जबकि डाईबेटिक व्यक्ति का दैनिक यूरिन उत्पादन 3 लीटर प्रतिदिन से अधिक हो सकता है।

अत्यधिक प्यास (पॉलीडिप्सिया): यह इसलिए होता है क्योंकि बहुत अधिक ग्लूकोज किडनी को सामान्य से ज्यादा काम करने के लिए मजबूर करता है। किडनी शरीर से अतिरिक्त ग्लूकोज को निकालने के उद्देश्य से अधिक यूरिन बनाने के लिए टिश्यूज़ से पानी खींचती हैं, जो आपको डिहाइड्रेट (निर्जलित) करता है। जिससे आमतौर पर आपको बहुत प्यास लगती है।

थकान: चूंकि शरीर की कोशिकाओं को ऊर्जा बनाने के लिए पर्याप्त ग्लूकोज नहीं मिलता है, इसलिए आपको थकान महसूस होती है।

वजन कम होना (टाइप-I डायबिटीज़ में): अत्यधिक यूरिन से होने वाले डिहाइड्रेशन के कारण और शुगर को ऊर्जा में परिवर्तित न कर पाने के कारण वजन कम होता है।

लगातार भूख लगना: शरीर भोजन से प्राप्त ग्लूकोज़ को ऊर्जा में परिवर्तित नहीं कर पाता है, इसलिए ऊर्जा की आपूर्ति को पूरा करने के लिए लगातार भूख लगती रहती है।

धुंधली दृष्टि: रक्त में उच्च शुगर के कारण शरीर का पानी आँख के अंदर के लेंस में खिंच जाता है, जिससे सूजन हो जाती है और दृष्टि धूमिल हो जाती है।

डायबिटीज़ खतरनाक क्यों है?

अनियंत्रित डायबिटीज़ संभावित स्वास्थ्य जटिलताओं को जन्म दे सकता है, जिसमें शामिल हैं:

रेटिनोपैथी (आँखों को नुकसान): रक्त में शुगर का उच्च स्तर रेटिना की छोटी रक्त वाहिकाओं को नुकसान पहुँचा सकता है, जिससे दृश्य में गड़बड़ी हो सकती है और अंधापन भी हो सकता है।

न्यूरोपैथी (तंत्रिका क्षति): लगातार रक्त में उच्च शुगर के कारण नसों को नुकसान पहुँचता है जिससे आमतौर पर सुन्नता, कमजोरी, झुनझुनी और जलन या दर्द होता है, विशेषकर हाथ और पैर (डायबिटीज़ लेग) में।

नेफ्रोपैथी (किडनी की क्षति): समय के साथ, डायबिटीज़ के कारण किडनी में छोटी रक्त वाहिकाओं को नुकसान पहुँचता है, जिससे किडनी की विफलता हो सकती है और व्यक्ति को डायलिसिस या किडनी ट्रांसप्लांट की आवश्यकता हो सकती है।

कीटोएसिडोसिस (ज्यादातर टाइप-1 डायबिटीज़ में): जब ग्लूकोज को ऊर्जा में बदलने के लिए शरीर में पर्याप्त इंसुलिन नहीं होता है, तो आपका शरीर ऊर्जा के लिए फैट को तोड़ना शुरू कर देता है। यह प्रक्रिया शरीर में खतरनाक स्तर तक कीटोन नामक एसिडिक पदार्थों का निर्माण करती है, इस स्थिति को कीटोएसिडोसिस कहते है।

हृदय रोग: समय के साथ, रक्त में शुगर का उच्च स्तर हृदय के कार्यशीलता को बनाये रखने वाली रक्त वाहिकाओं को नुकसान पहुँचाता है, जिससे वाहिकाएँ कठोर हो जाती हैं। ज्यादा फैट वाला आहार इन रक्त वाहिकाओं के अंदर फैट और कोलेस्ट्रॉल

के एकत्रण का कारण बनता है, जिससे रक्तप्रवाह प्रतिबंधित होती है। इस स्थिति को एथेरोस्क्लेरोसिस के रूप में जाना जाता है। एथेरोस्क्लेरोसिस की स्थिति में हृदय की मांसपेशियों और मस्तिष्क में रक्त का प्रवाह कम होता है जो एनजाइना और स्ट्रोक का कारण बनता है, या हृदय की मांसपेशियों को नुकसान पहुँचाता है, जिसके परिणामस्वरूप दिल का दौरा पड़ सकता है।

डायबिटीज़: रोकथाम और नियंत्रण

डायबिटीज़ की स्थिति को निम्नलिखित 3 द्वारा प्रभावी ढंग से प्रबंधित किया जा सकता है:

- आहार
- दवाई
- व्यायाम

आगे बढ़ने से पहले, डायबिटीज़ से जुड़े कुछ शब्दों को स्पष्ट करते हैं:

ग्लाइसेमिक इंडेक्स

आपने कम ग्लाइसेमिक खाद्य पदार्थों और उच्च ग्लाइसेमिक खाद्य पदार्थों के बारे में सुना होगा, लेकिन वास्तव में ग्लाइसेमिक इंडेक्स क्या है?

ग्लाइसेमिक इंडेक्स आपको डायबिटीज़ के लिए अच्छे कार्बोहाइड्रेट और बुरे कार्बोहाइड्रेट के बीच अंतर करने में मदद करता है। सभी कार्बोहाइड्रेट समान नहीं होते हैं। कॉम्प्लेक्स कार्बोहाइड्रेट जैसे कार्बोहाइड्रेट को ग्लूकोज में टूटने में अधिक समय लगता है और ये धीरे-धीरे अब्सॉर्ब होता है और पचता है जिससे रक्त में शुगर की धीमें धीमें वृद्धि होती है। इस प्रकार के कार्बोहाइड्रेट आपके शुगर के स्तर को अचानक नहीं बढ़ाते हैं और इन्हें अच्छा कार्बोहाइड्रेट माना जाता है। इन खाद्य पदार्थों को ग्लाइसेमिक सूची में कम में वर्गीकृत किया जाता है, ये अच्छे शुगर नियंत्रण को बनाए रखने में मदद करते हैं। जिन खाद्य पदार्थों में ग्लाइसेमिक मूल्य 55 या उससे कम होता है वे डायबिटीज़ के लिए अच्छे होते हैं - उदाहरण के लिए साबुत अनाज और फलियाँ।

चीनी जैसे सरल कार्बोहाइड्रेट और ज्यादा प्रोसेस्ड और रिफाइंड कार्बोहाइड्रेट जैसे पेस्ट्री और केक को उच्च ग्लाइसेमिक खाद्य पदार्थ माना जाता है। वे तेजी से ग्लूकोज में टूट जाते हैं और जल्दी से अब्सॉर्ब हो जाते हैं, जिससे रक्त में शुगर की तेजी से वृद्धि होती है। रक्त में शुगर की बार-बार अचानक बढ़ोतरी से टाइप-2 डायबिटीज़ का खतरा बढ़ जाता है।

हाइपोग्लाइसीमिया

हाइपोग्लाइसीमिया की स्थिति अक्सर डायबिटीज़ के उपचार के कारण होती है। हाइपोग्लाइसीमिया हाइपरग्लेसेमिया से विपरीत है। यह एक ऐसी स्थिति है जिसमें आपके रक्त में शुगर का स्तर सामान्य से कम होता है। कुछ डायबिटीज़ की दवाएँ या बहुत अधिक इंसुलिन आपके रक्त में शुगर के स्तर को सामान्य से बहुत कम कर सकते हैं। यह एक प्रतिवर्ती स्थिति है और फलों के रस या शहद जैसे उच्च-चीनी खाद्य पदार्थों का सेवन करके इसका इलाज किया जा सकता है। यदि आप डायबिटीज़ की दवा ले रहें हैं, तो आपको हाइपोग्लाइसीमिया के लक्षणों पर ध्यान देना चाहिए, जिसमें भ्रम और चक्कर आना शामिल हैं। यदि इसका ट्रीटमेंट नहीं किया जाता है तो हाइपोग्लाइसीमिया और बिगड़ सकता है और यहाँ तक कि दौरा, कोमा और मृत्यु भी हो सकती है। हमेशा ग्लूकोज की गोलियाँ अपने साथ रखें और हाइपोग्लाइसीमिया का अनुभव होने पर उसे खा लें।

डायबिटीज़ में दवा की भूमिका

डायबिटीज़ की दवाएँ कैसे काम करती हैं?

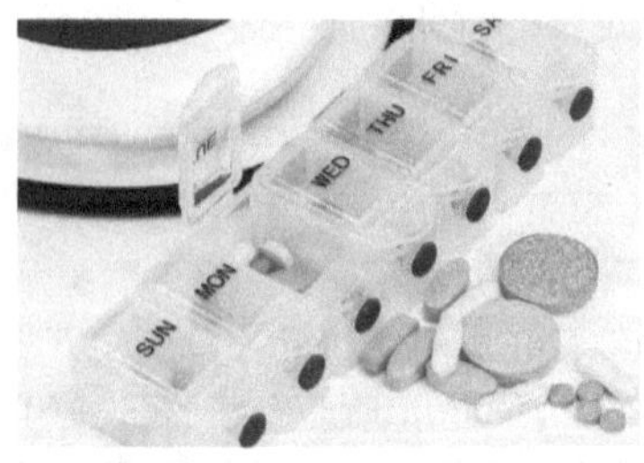

डायबिटीज़ में सबसे आम और पहली पसंद की दवा है मेटफॉर्मिन, जो पैंक्रियाज़ में बीटा कोशिकाओं द्वारा इंसुलिन स्राव को उत्तेजित नहीं करता है, इसके बजाय, यह आपके टिश्यूज़ विशेष रूप से मांसपेशियों के टिश्यूज़ की रक्त से ग्लूकोज को बाहर निकालने और ऊर्जा में परिवर्तित करने की क्षमता को बढ़ाता है। इसके अतिरिक्त, यह लिवर द्वारा ग्लूकोज के उत्पादन को कम करता है। डायबिटीज़ की दवाओं में मेटफॉर्मिन पहली पसंद की दवा है क्योंकि डायबिटीज़ की अन्य दवाओं की तरह यह वजन बढ़ाने और हाइपोग्लाइसीमिया का कारण नहीं बनता है। मेटफॉर्मिन का सामान्य दुष्प्रभाव दस्त (डायरिया) है, मगर दस्त के कारण अपनी दवा लेना बंद न करें, इसके बजाय, डायरिया से बचाव के लिए दही, बीन्स, एक सेब या एक केला (एक दिन में एक से अधिक केला नहीं) खाएँ। दस्त के कारण होने वाले डिहाइड्रेशन को रोकने के लिए पर्याप्त मात्रा में पानी पीना सुनिश्चित करें।

दवाओं का एक अन्य वर्ग (सल्फोनीलुरेस), पैंक्रियाज़ में बीटा कोशिकाओं द्वारा इंसुलिन स्राव को बढ़ाकर रक्त में उच्च शुगर को कम करता है। इसके अतिरिक्त, यह इंसुलिन के प्रति कोशिकाओं की संवेदनशीलता को बढ़ाता है, जो रक्तप्रवाह से ग्लूकोज को बाहर निकालने के लिए शरीर के कोशिकाओं की कार्यक्षमता को बढ़ाता है। यह लिवर में इंसुलिन के डिग्रेडेशन को कम करके रक्त में इंसुलिन की उपलब्धता को भी बढ़ाता है। दवाओं के इस वर्ग के दुष्प्रभाव में वजन में वृद्धि और हाइपोग्लाइसीमिया शामिल हैं। अपने हाइपोग्लाइसीमिया के लक्षणों पर नज़र रखना बहुत महत्वपूर्ण है, जिसमे पसीना, चक्कर आना, भ्रम, चिड़चिड़ापन और चेतना खोना शामिल है। गंभीर हाइपोग्लाइसीमिया संभावित रूप से कोमा में ले जा सकता है। तुरंत हाइपोग्लाइसीमिया का इलाज करने के लिए ग्लूकोज की गोलियाँ लें (कुल 15 ग्राम या सटीक मात्रा के लिए अपने डॉक्टर से पूछें) या ग्लूकोज में उच्च खाद्य पदार्थ जैसे शहद या चीनी का एक चम्मच लें या 3-4 किशमिश खाएँ। यदि आप हाइपोग्लाइसीमिया का अनुभव करते हैं, तो अपनी दवाओं की खुराक को एडजस्ट करने के लिए अपने डॉक्टर से पूछें।

डायबिटीज़ में व्यायाम की भूमिका

मोटापा और डायबिटीज़ का संबंध

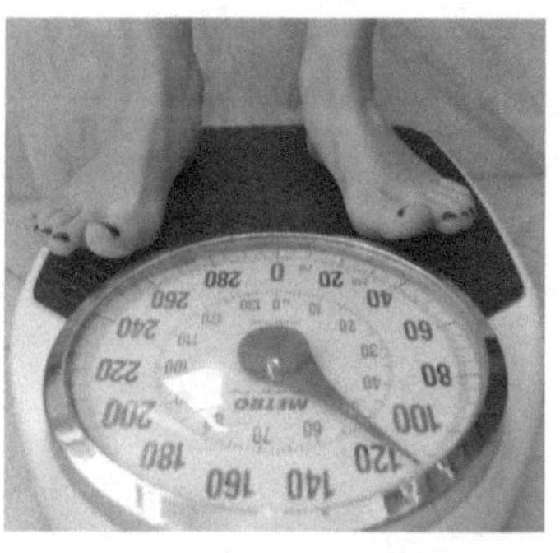

मोटापा टाइप-2 डायबिटीज़ का एक आम कारण है। वजन कम करके आप डायबिटीज़ की शुरुआत को रोक सकते हैं। यदि आप प्रीडायबिटीज़ अवस्था में हैं, तब भी आप वजन कम करके, और अपने आहार में हाइपोग्लाइसेमिक और वजन कम करने वाले अनुकूल खाद्य पदार्थों को शामिल करके डायबिटीज़ को पलट सकते हैं।

अतिरिक्त फैट इंसुलिन रेजिस्टेंस में योगदान करता है। ऐसा इसलिए है क्योंकि आपकी फैट कोशिकाएँ जो अतिरिक्त फैट जमा करती हैं, जब वे बहुत बड़ी हो जाती हैं तो वे फैट का स्टोर करना बंद कर देती हैं। अतिरिक्त फैट मांसपेशियों, लिवर और पैंक्रियाज़ में स्टोर होना शुरू हो जाता है, जिससे ये अंग इंसुलिन के प्रति विरोधी (रेसिस्टेंट) हो जाते है, और वे ग्लूकोज लेने के इंसुलिन द्वारा दिए गए संकेत का जवाब देना बंद कर देते हैं। इसके अलावा, फैट कोशिकाएँ एडिपोनेक्टिन के स्राव

को कम करती हैं, एडिपोनेक्टिन एक प्रोटीन हार्मोन है जो फैट के टूटने में मदद करता है। सरल शब्दों में, एडिपोनेक्टिन आपका फैट जलाने वाला हार्मोन है। उच्च एडिपोनेक्टिन का स्तर आपको इंसुलिन रेजिस्टेंस, डायबिटीज़ और हृदय रोग से बचाता है। जितना अधिक आप अपना वजन कम करते हैं, आपके एडिपोनेक्टिन का स्तर उतना ही अधिक होता है।

डायबिटीज़ की शुरुआत को कैसे रोका जा सकता है?

टाइप-2 डायबिटीज़ में, इंसुलिन का उत्पादन एक निरंतर अवधि में कम हो जाता है, और टाइप-1 डायबिटीज़ की तुलना में यह प्रक्रिया धीमी होती है। यह संभव है कि वजन घटाने के लिए अग्रणी एक कड़े आहार और व्यायाम शासन से डायबिटीज़ की शुरुआत को रोका या इसे पलटा जा सकता है। परंतु डायबिटीज़ पलटने के लिए यह महत्वपूर्ण है कि बीटा कोशिकाओं के कार्य बिगड़ने से पहले डायबिटीज़ की स्थिति को डायग्नोज़ कर लिया जाए ताकि समय रहते आवश्यक निवारक कदम उठाए जा सकें।

40 वर्ष की आयु के बाद, आपको रक्त में शुगर के उच्च स्तर के शुरुआती डायग्नोज़ के लिए हर साल अपने शुगर के स्तर का परीक्षण करवाना चाहिए। यदि आप अधिक वजन वाले हैं, तो वजन कम करना आपका पहला और सबसे महत्वपूर्ण कदम होना चाहिए। यह न केवल आपको डायबिटीज़ से बचाएगा बल्कि यह आपको कई बीमारियों से बचा सकता है। आपको थोड़े समय में वजन कम करने की आवश्यकता नहीं है। हलके व्यायाम से शुरू करें, जल्द ही आपके शरीर को आपके नए व्यायाम शासन की आदत हो जाएगी। यह व्यायाम शासन आपका अल्पकालिक लक्ष्य नहीं बल्कि एक नई जीवनशैली होनी चाहिए।

इंसुलिन रेजिस्टेंस को रोकने के लिए आदर्श वजन लक्ष्य

बॉडी मास इंडेक्स: 25 kg/m2

कमर की परिधि: 100 cm से कम

डायबिटीज़ में डाइट की भूमिका

एक स्वस्थ आहार डायबिटीज़ से बचने और प्रबंधित करने में महत्वपूर्ण भूमिका निभाता है। डायबिटीज़ से बचने के लिए आपको केवल उन खाद्य पदार्थों के सेवन से परहेज़ नहीं करना है जो आपके रक्त में शुगर के स्तर को बढ़ा सकते हैं, बल्कि सही खाद्य पदार्थों को अपने आहार में शामिल भी करना है जो प्राकृतिक रूप से डायबिटीज़ को रोकते हैं। डायबिटीज़ के प्रबंधन में संतुलित और मॉडरेशन में खाना बहुत महत्वपूर्ण भूमिका निभाता है। आप डायबिटीज़ में भी अपना पसंदीदा भोजन खा सकते हैं, लेकिन आपको उन्हें कम बार खाने या कम मात्रा में खाने की आवश्यकता होती है।

डायबिटीज़ होने से रोकने और इसे नियंत्रित करने की रणनीतियाँ:

- उन शुगर से युक्त खाद्य पदार्थों के सेवन से परहेज़ करें जो सीधे आपके रक्त में शुगर के स्तर को बढ़ाते हैं।
- रिफाइंड कार्बोहाइड्रेट का सेवन न करें जो जल्दी से ग्लूकोज में टूट जाते हैं और अचानक आपके रक्त में शुगर के स्तर को बढ़ाते हैं।
- उन खाद्य पदार्थों के सेवन से परहेज़ करें जो शरीर में इंसुलिन रेजिस्टेंस के खतरे को बढ़ाते हैं।
- शरीर में कोलेस्ट्रॉल बढ़ाने वाले खाद्य पदार्थों का सेवन न करें।
- ऐसे जीवनशैली विकल्पों से बचें जो डायबिटीज़ के विकास के जोखिम को बढ़ाते हैं।
- उन खाद्य पदार्थों से परहेज़ करें जो डायबिटीज़ जटिलताओं को विकसित करने के जोखिम को बढ़ाते हैं।

अब जब आप जानते हैं कि आपको किस प्रकार के खाद्य पदार्थों का सेवन नहीं करना चाहिए, तो आइए अगले अध्याय में देखें कि वें कौन से शीर्ष 10 खाद्य पदार्थ और जीवनशैली विकल्प हैं जिनसे आपको डायबिटीज़ होने से रोकने और इसे नियंत्रित करने के लिए बचना चाहिए।

1.2 10 खाद्य पदार्थ और जीवनशैली विकल्प जो आपके डायबिटीज़ के खतरे को बढ़ाते हैं

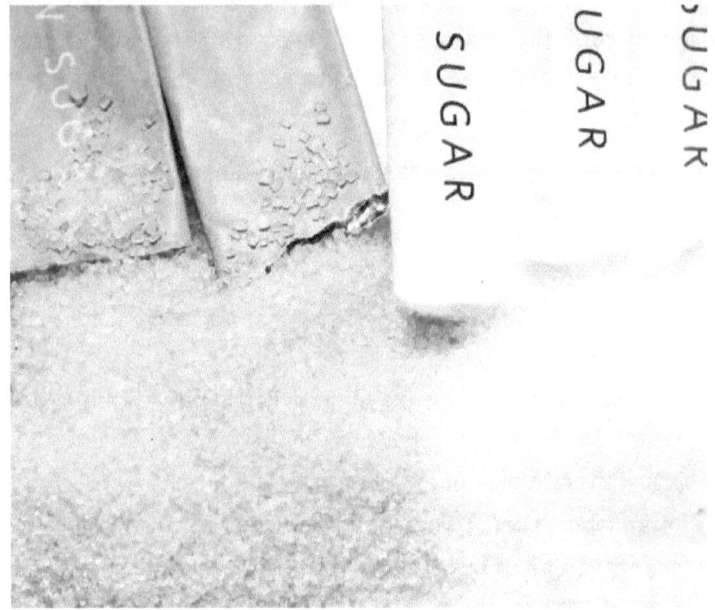

नीचे ऐसे 10 खाद्य पदार्थ और जीवनशैली विकल्प दिए गए हैं जो आपके डायबिटीज़ के जोखिम को बढ़ा सकते हैं:

1. सैचुरेटेड फैट

अनसैचुरेटेड फैट की तुलना में सैचुरेटेड फैट से टाइप-2 डायबिटीज़ का खतरा ज्यादा बढ़ता है। खाद्य पदार्थ जो सैचुरेटेड फैट में उच्च होते हैं, जैसे मक्खन, चीज़, क्रीम, और प्रोसेस्ड खाद्य पदार्थ जैसे केक और बिस्कुट, एलडीएल-कोलेस्ट्रॉल के उच्च स्तर का कारण बनते हैं, जिससे डायबिटीज़ वाले लोगों में हृदय रोग का खतरा बढ़ जाता है। एलडीएल-कोलेस्ट्रॉल लिवर से मांसपेशियों की कोशिकाओं में जाता है। मांसपेशियों की कोशिकाओं के अंदर फैट का निर्माण ग्लूकोज के प्रति इंसुलिन की प्रतिक्रिया को

कम करता है और रक्त में शुगर के स्तर को बढ़ाता है, जिससे डायबिटीज़ का खतरा बढ़ जाता है। मक्खन, नारियल का तेल और चीज़ जैसे खाद्य पदार्थों में सैचुरेटेड फैट की मात्रा उच्च होती है।

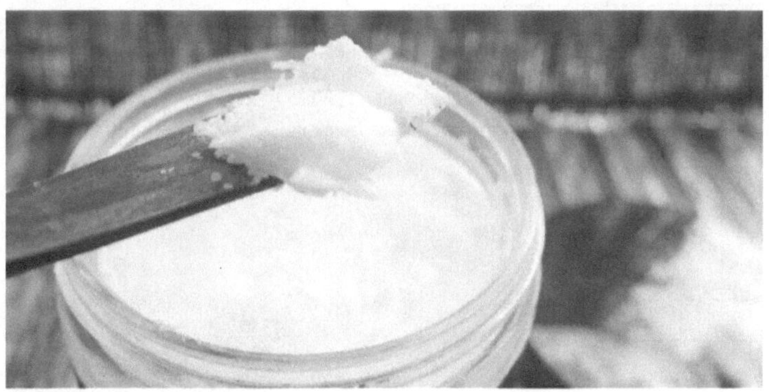

2. स्टार्चयुक्त खाद्य पदार्थ

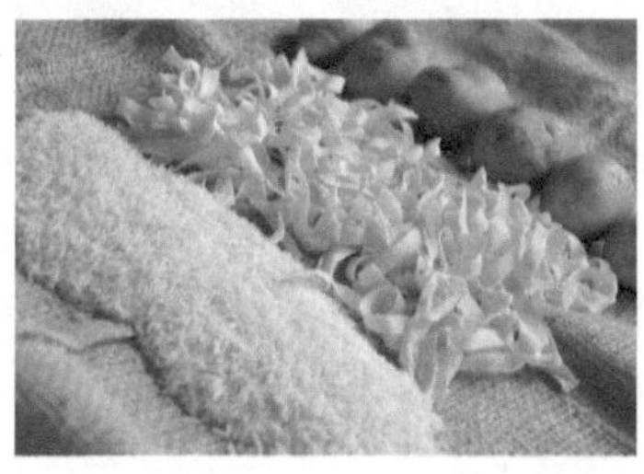

सफेद चावल, उबले आलू और पास्ता जैसे स्टार्चयुक्त खाद्य पदार्थ ग्लाइसेमिक इंडेक्स में उच्च होते हैं। ये खाद्य पदार्थ जल्दी पचते और अब्सॉर्ब होते हैं, जिससे रक्त में शुगर के स्तर में तेजी से वृद्धि होती है। उनके प्रभाव को कम करने का सबसे अच्छा तरीका उन्हें फाइबर प्रदान करने वाले स्वस्थ विकल्पों से बदलना है, जो उनकी तुलना में ग्लाइसेमिक सूचकांक में कम हैं। जैसे आप सफेद चावल को ब्राउन राइस से, उबले सफेद आलू को शकरकंद से, और सफेद पास्ता को व्होल वीट पास्ता या ड्यूरम वीट पास्ता से बदल सकते हैं। भले ही ये स्वस्थ विकल्प फाइबर प्रदान करते हैं, फिर भी आपको इन्हें मॉडरेशन में खाना चाहिए।

3. डिब्बाबंद फ्रूट जूस

डिब्बाबंद फलों के रस फ्रुक्टोज में उच्च और फाइबर में कम होते हैं। ये शुगर को तेज़ी से बढ़ाते हैं और ताज़े निचोड़े हुए रस की तुलना में कम पौष्टिक होते हैं। यहाँ तक कि बाजार में उपलब्ध सबसे स्वास्थ्यप्रद पैक्ड फलों का रस भी इंसुलिन रेजिस्टेंस को बढ़ाता है और डायबिटीज़ के विकास के आपके जोखिम को बढ़ाता है। वास्तव में,

न केवल डिब्बाबंद फलों का रस, यहाँ तक कि ताजे फलों की तुलना में ताजे फलों का रस भी स्वस्थ नहीं है। रस को फिल्टर करते समय अधिकांश फाइबर, विटामिन, और एंटी-ऑक्सीडेंट निकाल दिए जाते हैं। इसलिए फलों के रस के बजाय ताजे फल खाना ज्यादा स्वास्थ्यप्रद है।

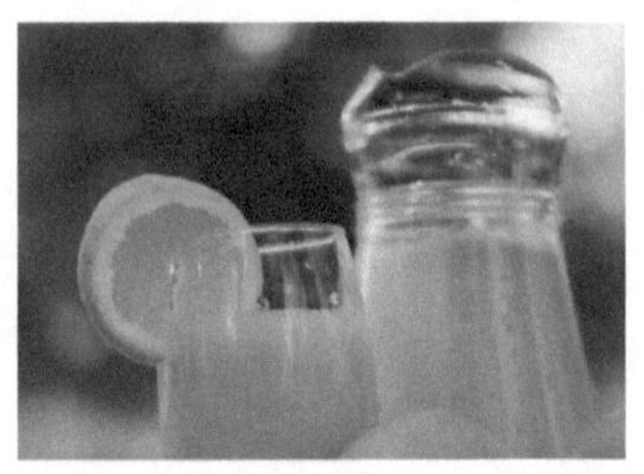

4. हाइड्रोजनेटेड ऑयल

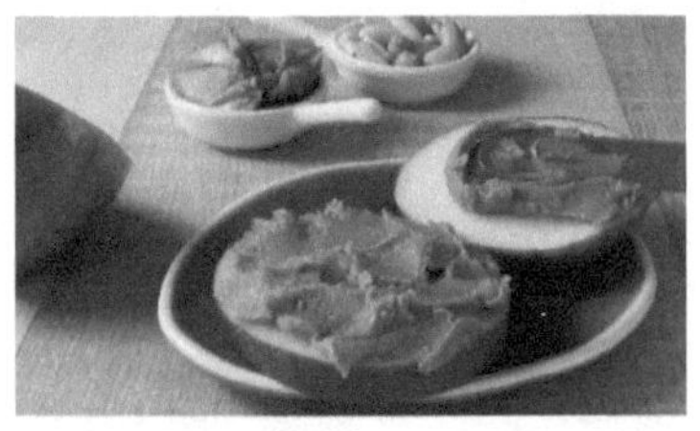

हाइड्रोजनेटेड तेल मुख्य रूप से डिब्बाबंद खाद्य पदार्थ जैसे पीनट बटर, मार्जरीन, फ्रेंच फ्राइज़, और रेडीमेड बेक्ड खाद्य पदार्थों में मौजूद होते हैं। हाइड्रोजनेटेड तेल कुछ नहीं बल्कि स्वस्थ वनस्पति तेल हैं जो खाद्य उद्योग द्वारा अस्वस्थ रूप में परिवर्तित कर दिए जाते हैं। वनस्पति तेल कमरे के तापमान पर तरल होते हैं। खाद्य निर्माता वनस्पति तेल को ठोस और फैलाने योग्य बनाने के लिए उनमें हाइड्रोजन जोड़कर उनकी संरचना को रासायनिक रूप से बदल देते हैं, नतीजतन, उनमें ट्रांस फैट का गठन होता है। ट्रांस फैट कोशिकाओं के कार्यों को प्रभावित करके इंसुलिन रेजिस्टेंस को बढ़ाता है और टाइप-2 डायबिटीज़ के विकास के जोखिम को बढ़ाता है। ट्रांस फैट हृदय रोग के लिए एक प्रमुख योगदानकर्ता हैं क्योंकि वे शरीर में इन्फ्लेमेशन बढ़ाता है और आपके एचडीएल-कोलेस्ट्रॉल (अच्छे कोलेस्ट्रॉल) को कम करते हुए आपके एलडीएल-कोलेस्ट्रॉल (खराब कोलेस्ट्रॉल) को बढ़ाता है।

5. तम्बाकू

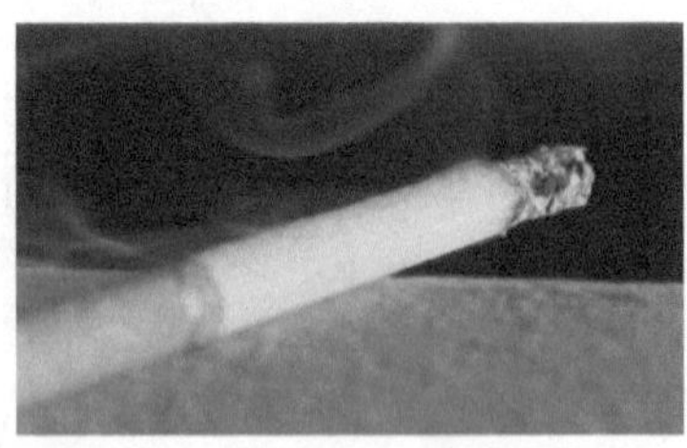

तम्बाकू आपके शरीर में ग्लूकोज के उपयोग के तरीके में बदलाव करके आपके शुगर के स्तर में उतार-चढ़ाव कर सकता है। तम्बाकू में निकोटीन नामक एक नशीला रसायन होता है जो इंसुलिन रेजिस्टेंस को बढ़ाता है, जिससे

टाइप-2 डायबिटीज़ का खतरा बढ़ता है। तम्बाकू कोर्टिसोल नामक एक स्टेरॉयड हार्मोन के स्राव को उत्तेजित करता है, जो लिवर द्वारा ग्लूकोज का उत्पादन बढ़ाता है और फैट और मांसपेशियों की कोशिकाओं को इंसुलिन की क्रिया की ओर प्रतिरोधी बनाता है, जिससे इंसुलिन रेजिस्टेंस का खतरा बढ़ता है। जितना अधिक आप धूम्रपान करते हैं, आपके डायबिटीज़ बढ़ने का खतरा उतना ही अधिक होता है। धूम्रपान न करने वाले लोगों की तुलना में धूम्रपान करने वालों को डायबिटीज़ होने का खतरा लगभग दोगुना है।

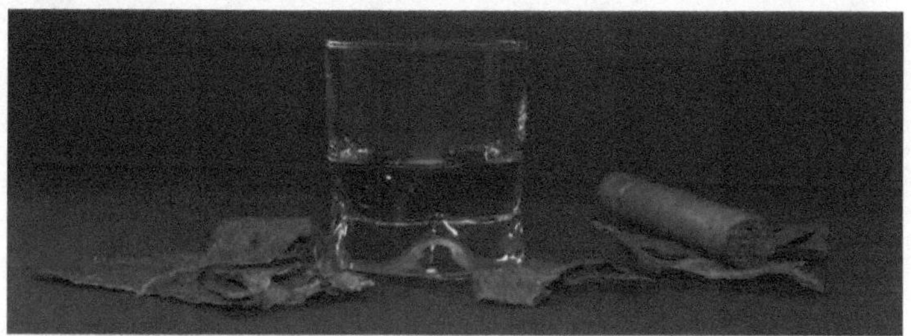

6. शराब

अधिक शराब के सेवन से आपके टाइप-2 डायबिटीज़ होने का खतरा बढ़ जाता है। शराब में बहुत अधिक कैलोरी होती है, जो आपको मोटा बना सकता है। मोटापा इंसुलिन रेजिस्टेंस को बढ़ाता है, जिससे आपको डायबिटीज़ हो सकता है या आपकी डायबिटीज़ की स्थिति खराब हो सकता है। शराब पीने का एक और नुकसान यह है कि यह आपकी कुछ एंटी-डायबिटिक दवाओं जैसे सल्फोनीलुरिया के साथ मिलकर दुगना प्रभाव पैदा करता है, जो हाइपोग्लाइसीमिया का कारण बनता है। आमतौर पर लिवर, रक्त में शुगर के स्तर को कम करने, रक्त में शुगर को सामान्य बनाए रखने और हाइपोग्लाइसीमिया को रोकने के लिए स्टोर किये हुए ग्लूकोज को छोड़ता है। लेकिन जब आप शराब पीते हैं, तो यह लिवर के काम करने के तरीके में हस्तक्षेप करता है और लिवर की रक्त में शुगर के स्तर को ठीक करने की क्षमता को कम करता है। इसके परिणामस्वरूप हाइपोग्लाइसीमिया होता है।

7. सोडा

सोडा और शुगर से भरपूर मीठे पेय आपके डायबिटीज़ के खतरे को बढ़ा सकते हैं। यदि आपको पहले से ही डायबिटीज़ है, तो आपको इनसे पूरी तरह से परहेज़ करना चाहिए। इन पेय में मौजूद चीनी की उच्च मात्रा रक्त में शुगर के स्तर में तेजी से वृद्धि का कारण बनती है। इन शुगर वाले पेय में बहुत अधिक कैलोरी होती है, जो आपको मोटा बना सकती है। शरीर का अतिरिक्त वजन आपकी मांसपेशियों, लिवर और फैट की कोशिकाओं को रक्तप्रवाह से ग्लूकोज को लेने के इंसुलिन के संकेतों की ओर प्रतिरोधी बनाता है। आपके रक्त में शुगर का उच्च स्तर आपके पैंक्रियाज़ को शरीर के रेजिस्टेंस को दूर करने और रक्त में शुगर के स्तर को सामान्य बनाए रखने के लिए अधिक से अधिक इंसुलिन रिलीज़ करने के लिए मजबूर करता है। समय के साथ, यह पैंक्रियाज़ की पर्याप्त इंसुलिन बनाने की क्षमता को प्रभावित करता है, और आपके रक्त में शुगर बढ़ना शुरू हो जाता है, और आप डायबिटीज़ के शिकार हो जाते हैं।

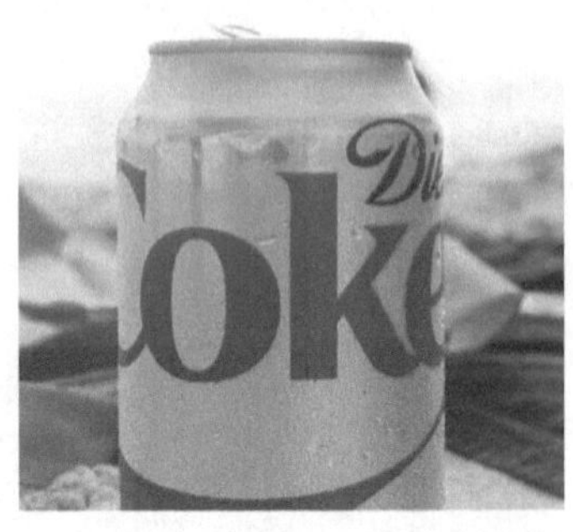

8. फुल फैट दूध और दूध के उत्पाद

फैट वाले दूध और दूध के उत्पाद रक्त में कोलेस्ट्रॉल के स्तर को बढ़ा सकते हैं और हृदय रोग का अधिक खतरा पैदा कर सकते हैं। उच्च फैट इंसुलिन रेजिस्टेंस का कारण बनता है। फैट वाला दूध, मक्खन, फैट वाली दही, फैट वाली आइसक्रीम, और चीज़ खाने से परहेज़ करें। यहाँ तक कि स्किम्ड दूध में भी कार्बोहाइड्रेट होता है और यह आपके रक्त में शुगर के स्तर को प्रभावित कर सकता है, लेकिन आपको दूध पूरी तरह से नहीं छोड़ना चाहिए क्योंकि इसमें स्वस्थ पोषक तत्व होते हैं, जो आपके शरीर के ठीक से काम करने के लिए आवश्यक हैं। अपने आहार से दूध के बजाय अन्य उच्च कैलोरी और शुगर वाले खाद्य स्रोतों को निकालें।

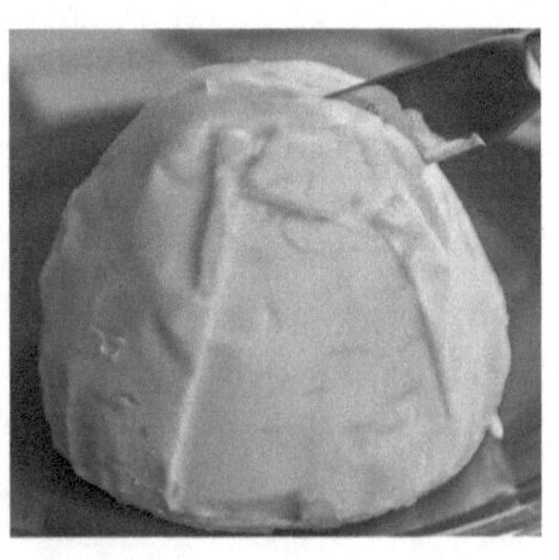

9. नमक

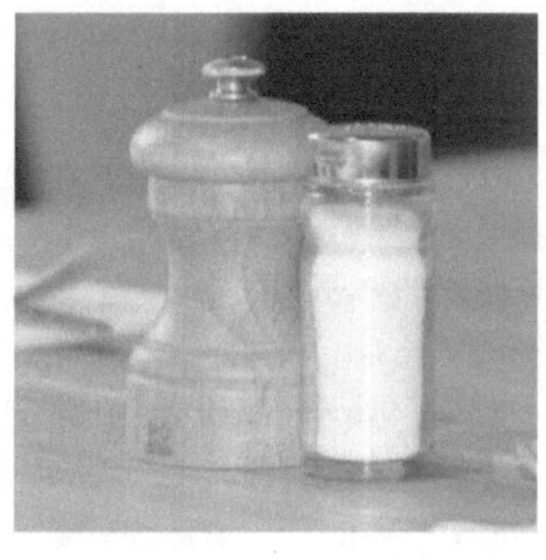

डायबिटीज़ में ब्लड प्रेशर को सामान्य बनाए रखना महत्वपूर्ण है। नमक सीधे-सीधे रक्त में शुगर के स्तर को प्रभावित नहीं करता है, लेकिन आपको डायबिटीज़ के प्रबंधन के लिए अपने नमक की खपत को सीमित करना चाहिए। बहुत अधिक नमक आपके ब्लड प्रेशर को बढ़ा सकता है। डायबिटीज़ के साथ हाई ब्लड प्रेशर से हृदय रोग का खतरा बढ़ जाता है। आपको अपना ब्लड प्रेशर 130/80 mmHg से कम रखना चाहिए। डायबिटीज़ से बचने या इसे नियंत्रित करने के लिए आपको अपनी नमक की खपत को प्रतिदिन 5 g या एक छोटे चम्मच तक सीमित करना चाहिए।

10. कुछ दवाएँ

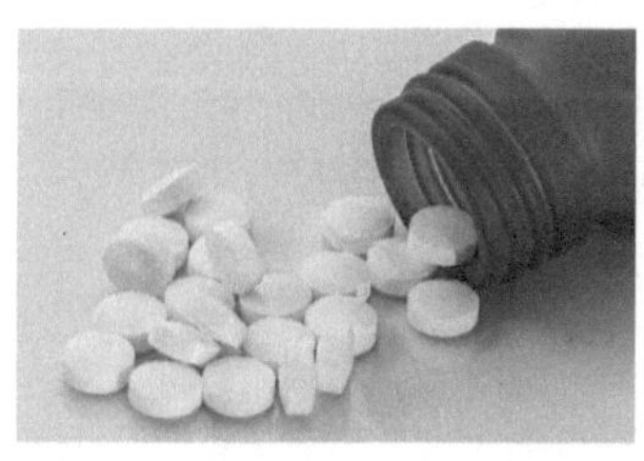

कुछ दवाएँ जैसे कॉर्टिकोस्टेरॉइड्स और दर्द से राहत देने वाली नॉन-स्टेरायडल एंटी-इंफ्लेमेटरी ड्रग्स (एनएसएआईडी) (NSAIDs) का डायबिटीज़ में विरोधाभास है। कॉर्टिकॉस्टेरॉइड्स रक्त में शुगर के स्तर को बढ़ा सकते हैं और इंसुलिन के प्रति कोशिकाओं की संवेदनशीलता को कम करके इंसुलिन रेजिस्टेंस का कारण बन सकते हैं। कॉर्टिकोस्टेरॉइड्स डायबिटीज़ की स्थिति को खराब कर सकते हैं, यही कारण है कि डायबिटीज़ वाले लोगों के साथ-साथ प्री-डायबिटीज़ वाले लोगो को भी उनसे बचना चाहिए।

डायबिटीज़ वाले लोग जो सल्फोनीलुरेस दवाएँ लें रहे हैं, उन्हें इबुप्रोफेन जैसे दर्द निवारक नॉन-स्टेरायडल एंटी-इंफ्लेमेटरी दवाओं (एनएसएआईडी) की उच्च खुराक नहीं लेनी चाहिए। सल्फोनीलुरिया के दुष्प्रभावों में से एक हाइपोग्लाइसीमिया है, इसका मतलब है कि यह रक्त में शुगर के स्तर को सामान्य सीमा से कम कर देता है। एनएसएआईडी इंसुलिन का स्राव करने वाले बीटा कोशिकाओं के आयन चैनल

कार्यों को प्रभावित करते हैं। जब आप एनएसएआईडी जैसी दर्द निवारक दवा को सल्फोनील्लुरेस के साथ लेते हैं, तो यह हाइपोग्लाइसीमिया करता है।

निष्कर्ष

डायबिटीज़ से दूर रहने के लिए ये ऐसे खाद्य पदार्थ और जीवनशैली विकल्प थे जिन्हें आपको सीमित करना चाहिए या जिनकी खपत आपको कम से कम करनी चाहिए, लेकिन जैसा कि मैंने पहले कहा था, सिर्फ हानिकारक खाद्य पदार्थों से परहेज़ करना ही डायबिटीज़ के प्रबंधन के लिए पर्याप्त नहीं है। आपको सही पोषण तत्त्व भी खाना चाहिए। वास्तव में, केवल हानिकारक खाद्य पदार्थों से परहेज़ करने की तुलना में ऐसे खाद्य पदार्थ का सेवन करना अधिक महत्वपूर्ण है जो प्राकृतिक रूप से आपको डायबिटीज़ से बचाते हैं और यहाँ तक कि आपके डायबिटीज़ का इलाज भी करते हैं। डायबिटीज़ के अनुकूल खाद्य पदार्थ न केवल रक्त में शुगर के स्तर को नियंत्रित करने में मदद करते हैं, बल्कि उनमें से कुछ बीटा कोशिकाओं की मरम्मत भी करते हैं और आपकी इंसुलिन संवेदनशीलता को बढ़ा सकते हैं। इन खाद्य पदार्थों के नियमित सेवन से, आपका शरीर प्राकृतिक रूप से डायबिटीज़ के खिलाफ एक रक्षा प्रणाली बनाता है, और आप दवाओं के बिना या अपनी दवाओं की कम खुराक के साथ डायबिटीज़ को नियंत्रित कर पाते हैं।

अब देखते हैं कि वे कौन से 10 सर्वश्रेष्ठ खाद्य पदार्थ हैं जो आपको बिना दवाओं के डायबिटीज़ से बचने और डायबिटीज़ को नियंत्रित करने में मदद कर सकते हैं।

1.3 डायबिटीज़ से बचाव और नियंत्रण के लिए 10 सर्वश्रेष्ठ खाद्य पदार्थ

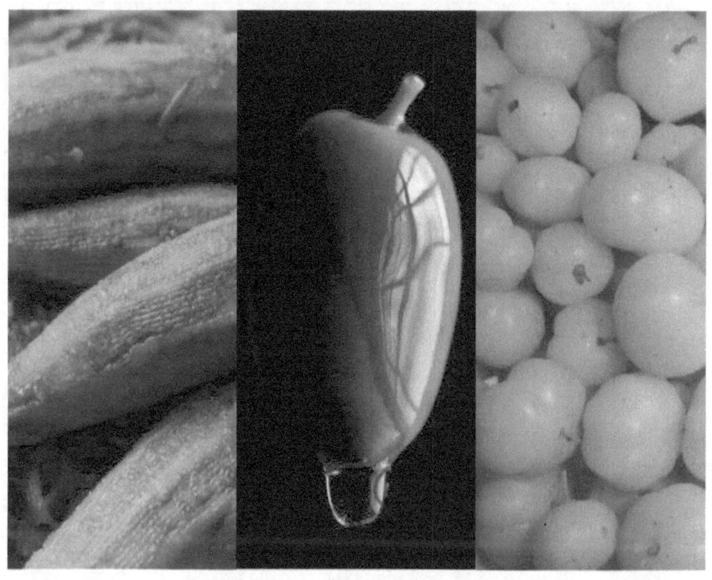

नीचे डायबिटीज़ से बचाव और नियंत्रण के लिए 10 महत्वपूर्ण खाद्य पदार्थ दिए हैं:

1. करेला

करेले में ऐसे यौगिक होते हैं जो रक्त में शुगर और फैट के स्तर को कम करने में मदद करते हैं। जिन लोगो को डायबिटीज़ है उनके लिए करेले का जूस एक उत्कृष्ट पेय है। यहाँ तक कि यह शरीर में ग्लूकोज के स्तर को नियंत्रित करने में कुछ दवाओं की तुलना में अधिक प्रभावी है। यह रक्त में शुगर के स्तर को कम करने के लिए विभिन्न तंत्रों के माध्यम से काम करता है। यह कार्बोहाइड्रेट को मेटाबोलाइज़ करने वाले एंजाइमों को बाधित करके कार्बोहाइड्रेट के ग्लूकोज में टूटने की प्रक्रिया को सीमित करता है। इसके अलावा, करेला टिश्यूज़ द्वारा ग्लूकोज के ग्रहण को बढ़ाता है और ग्लूकोज मेटाबॉलिज्म को बढ़ाता है। यह इंसुलिन बनाने वाले क्षतिग्रस्त बीटा कोशिकाओं की मरम्मत करता है और उनकी मृत्यु को रोकता हैं। करेले में चरैनटिन और पॉलीपेप्टाइड-पी जैसे रासायनिक यौगिक होते हैं जो हाइपोग्लाइसेमिक प्रभाव

दिखाते हैं। पॉलीपेप्टाइड-पी या पी-इंसुलिन एक इंसुलिन जैसा प्रोटीन है। यह शरीर में इंसुलिन की क्रिया की नकल करता है और टाइप-1 डायबिटीज़ के रोगियों में शुगर के स्तर को नियंत्रित करने में बहुत प्रभावी है।

करेला शरीर में फैट को ऊर्जा में परिवर्तित करने के लिए जिम्मेदार प्रणाली और एंजाइमों को बढ़ाकर मोटापे के इलाज में मदद करता है। यह शरीर में फैट को जमने से रोकता है, जिससे फैट के कारण होने वाले इंसुलिन रेजिस्टेंस को रोकने में मदद मिलती है। करेले के मौसम में, आपको एक दिन में कम से कम एक मध्यम करेला या 50-100 मिलीलीटर करेले का रस पीना चाहिए। आपकी एंटी-डायबिटिक दवा पर निर्भरता कम करने के लिए करेला आपकी जादुई गोली हो सकता है। यदि आप स्वस्थ और युवा हैं, लेकिन डायबिटीज़ का पारिवारिक इतिहास है, तो आपको प्राकृतिक रूप से डायबिटीज़ को रोकने के लिए करेला खाना शुरू करना चाहिए।

2. मेथी दाना

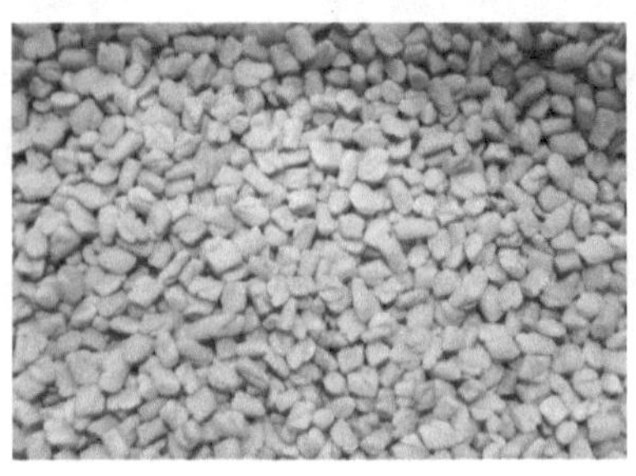

प्राकृतिक रूप से डायबिटीज़ को नियंत्रित करने के लिए करेले के बाद मेथी दूसरा सबसे प्रभावी खाद्य पदार्थ है। मेथी के दानों का नियमित सेवन डायबिटीज़ के विकास को प्रभावी रूप से रोकता है। मेथी ग्लूकोज से प्रेरित इंसुलिन के रिलीज को बढ़ाती है। शोध में पता चला है कि गर्म पानी में भिगोए गए मेथी के दानों के सेवन के बाद शुगर, ट्राइग्लिसराइड और एलडीएल-कोलेस्ट्रॉल में 30% तक की कमी आती है। यदि आपको डायबिटीज़ है, तो आपको हर दिन मेथी के दाने खाने चाहिए। लेकिन मेथी खाना शुरू करने से पहले अपने डॉक्टर से सलाह लें क्योंकि मेथी के नियमित सेवन से आपके रक्त में शुगर का स्तर कम हो जाता है, और आपको अपनी निर्धारित दवा की कम खुराक की आवश्यकता होती है। मेथी के दानों को एक कप पानी में रात भर भिगो दें। अगली सुबह खाली पेट मेथी को चबाएँ और उस पानी को पिएँ जिसमें मेथी को भिगोया था।

3. लौकी

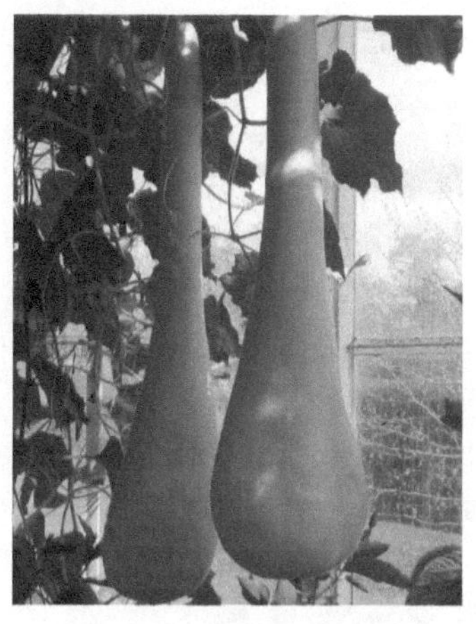

लौकी के सेवन से रक्त में शुगर के स्तर को कम करने में मदद मिलती है। लौकी कैलोरी में बहुत कम और घुलनशील और अघुलनशील दोनों फाइबर में उच्च है। इसमें लगभग 90% पानी होता है, जो इसे डायबिटीज़ के लिए सर्वश्रेष्ठ बनाता है। लौकी टाइप 2 डायबिटीज़ में इंसुलिन रेजिस्टेंस के विकास को रोकने में मदद करता है। यह प्रोटीन-टायरोसिन फॉस्फेट (PTP) 1B नामक एक एंजाइम की क्रिया को रोक कर ग्लूकोज मेटाबॉलिज्म में सुधार करता है और लिवर में फैट जमा किए बिना इंसुलिन संवेदनशीलता को बढ़ाता है और इस तरह मोटापे को नियंत्रित करने में मदद करता है।

सुनिश्चित करें कि आप कड़वी लौकी को नहीं खाएँ। खाना पकाने से पहले लौकी के एक टुकड़े को चख लें, अगर यह कड़वा है तो इसे त्याग दें क्योंकि कड़वी लौकी खाने योग्य नहीं होती है और यहाँ तक कि जहरीली या पेट का अल्सर भी कर सकती है।

4. जौ

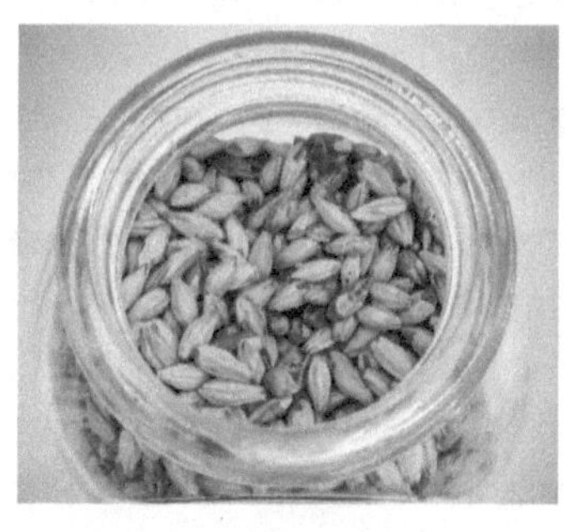

यदि आप डायबिटीज़ से बचना चाहते हैं, तो नियमित रूप से जौ खाना शुरू कर दें। फाइबर की कम खपत डायबिटीज़ के बढ़ते प्रसार के साथ जुड़ी हुई है। जौ एंटीऑक्सिडेंट खनिजों जैसे मैग्नीशियम, कॉपर, सेलेनियम और क्रोमियम के साथ घुलनशील फाइबर का एक उत्कृष्ट स्रोत है। अनुसंधान से पता चलता है कि जौ का नियमित सेवन आपकी पहली पंक्ति की एंटी-डायबिटीज़ दवाओं की क्रिया के तंत्र की नकल करके रक्त में शुगर के स्तर को कम करने में प्रभावी है। यह इंसुलिन रेजिस्टेंस को

कम करता है और कार्बोहाइड्रेट अब्सॉर्बशन और मेटाबॉलिज्म में हस्तक्षेप करता है। जौ में पाए जाने वाले कार्बोहाइड्रेट तेजी से रक्त में शुगर के स्तर को बढ़ाए बिना धीरे-धीरे ग्लूकोज में परिवर्तित होते हैं। जौ शरीर में एक हार्मोन बढ़ाता है जो पुरानी निम्न-श्रेणी की सूजन को कम करने में मदद करता है। जौ उन लोगो के लिए अविश्वसनीय निवारक खाद्य पदार्थ है जिनको डायबिटीज़ होने का खतरा ज्यादा है। आप जौ को पीसकर आटा बना सकते हैं। जब भी आप रोटी बनाएँ तो गेहूँ के आटे में जौ का आटा मिलाएँ। आप अपने केक के बैटर में भी जौ का आटा मिला सकते हैं।

5. मोनोअनसैचुरेटेड फैट

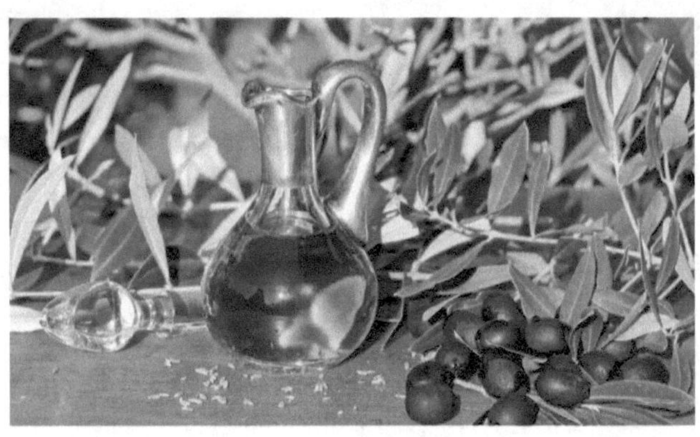

मोनोअनसैचुरेटेड फैट जैसे कि जैतून का तेल, कैनोला तेल और एवोकैडो, टाइप 1 या टाइप 2 डायबिटीज़ वाले लोगों के लिए फायदेमंद होते हैं जो वजन कम करने की कोशिश कर रहे हैं। उच्च-मोनोअनसैचुरेटेड-फैट वाले आहार एचडीएल-कोलेस्ट्रॉल के स्तर में मामूली वृद्धि और एलडीएल-कोलेस्ट्रॉल के स्तर को कम करते हैं, साथ ही ग्लाइसेमिक नियंत्रण में सुधार करते हैं। मोनोअनसैचुरेटेड फैट युक्त तेल डायबिटीज़ में तेल का उत्तम विकल्प है। आप अपने आहार में सैचुरेटेड फैट की जगह मोनोअनसैचुरेटेड फैट को शामिल करके अपने दिल की रक्षा कर सकते हैं। मोनोअनसैचुरेटेड फैट का नियमित सेवन आपके फैट जलाने वाले हार्मोन एडिपोनेक्टिन को बढ़ाकर इंसुलिन रेजिस्टेंस और पेट में फैट जमा होने को रोकता है। ध्यान रखें कि तेल यहाँ तक कि स्वस्थ तेल भी कैलोरी में उच्च होते हैं, इसलिए संयम में खाएँ। आपका उद्देश्य सैचुरेटेड फैट के जगह मोनोअनसैचुरेटेड फैट खाना होना चाहिए। आपके पुरे दिन के खाने में कुल फैट का सेवन 35% से कम होना चाहिए जिसमें 10% से कम पॉलीअनसेचुरेटेड फैट (सोयाबीन तेल, सूरजमुखी तेल और मकई का तेल) का सेवन होना चाहिए।

नोट: ईट सो व्हॉट! शाकाहार की शक्ति किताब में पढ़े कि क्यों फैट हमारा दुश्मन नहीं है। फैट की सच्चाई!

6. बीन्स (फलियाँ)

जिन लोगों को डायबिटीज़ होती है उनके लिए बीन्स (फलियाँ) एक सुपरफूड हैं।

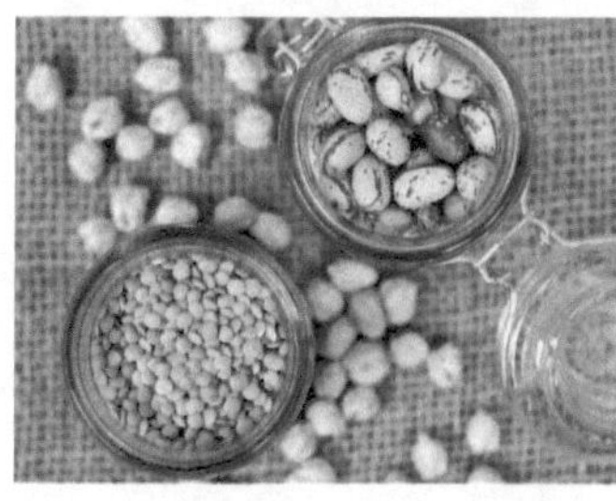

चना, राजमा और मटर जैसे फलियाँ टाइप-2 डायबिटीज़ होने के जोखिम को कम करते हैं। वे कार्बोहाइड्रेट युक्त होने के बावजूद ग्लाइसेमिक इंडेक्स (जीआई) के पैमाने पर कम हैं। वे टाइप-2 डायबिटीज़ के रोगियों में सीरम एडिपोनेक्टिन की मात्रा बढ़ाते हैं जो पेट में फैट को जमा होने से रोकता है और इंसुलिन रेजिस्टेंस की संभावना को कम करता है। ध्यान रखें कि हमेशा डिब्बाबंद बीन्स की जगह सूखे बीन्स का चयन करें क्योंकि डिब्बाबंद उत्पादों में बहुत सारा नमक मिलाया जाता है, जो आपके उच्च रक्तचाप की संभावना को बढ़ाता है। यदि आप डिब्बाबंद बीन्स का उपयोग करते हैं, तो नमक से छुटकारा पाने के लिए जितना संभव हो अच्छी तरह इन्हें पानी से धोएँ।

7. जिंक

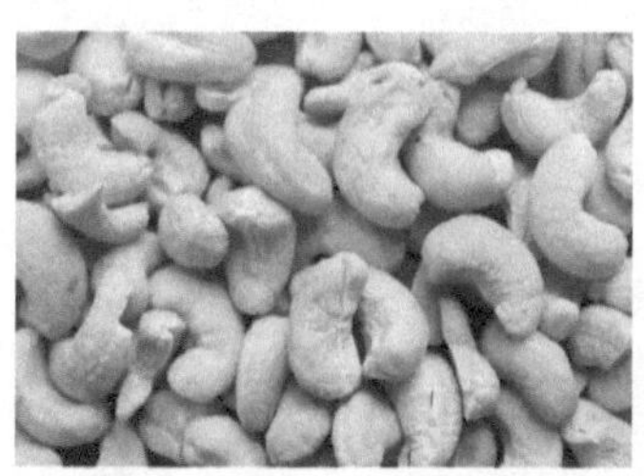

टाइप-2 डायबिटीज़ में जिंक एक एंटीऑक्सीडेंट की भूमिका निभाता है। यह क्रोनिक हाइपरग्लेसेमिया को कम करके ऑक्सीडेटिव तनाव में सुधार करता है। यह देखा गया है कि डायबिटीज़ वाले लोगों में बिना डायबिटीज़ वाले लोगों की तुलना में जिंक का स्तर कम होता है। जिंक की कमी से डायबिटीज़ का विकास होता है। ऐसा इसलिए है क्योंकि जिंक इंसुलिन मेटाबॉलिज्म में एक महत्वपूर्ण भूमिका निभाता है, यह इंसुलिन के उत्पादन और स्राव में मदद करता है। जिंक इम्यून सिस्टम को मजबूत करके बीटा कोशिकाओं को विनाश से बचाता है।

इसके अलावा, जिंक शरीर में वजन कम करने वाले एडिपोनेक्टिन हार्मोन के स्तर को बढ़ाकर डायबिटीज़ से बचाव करता है। अध्ययन से पता चलता है कि जिंक युक्त खाद्य पदार्थ टाइप-2 डायबिटीज़ में रक्त में शुगर के स्तर को निम्न रखने में मदद करते हैं। जिन खाद्य पदार्थों में जिंक की मात्रा अधिक होती है वे हैं काजू, तिल, छोले, राजमा, दूध और ओट्स।

8. फल

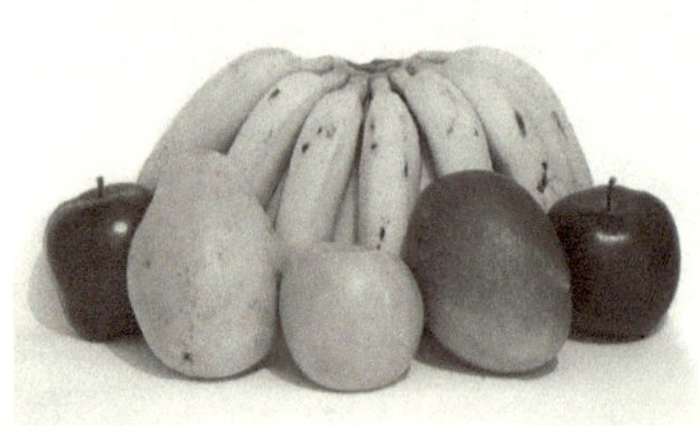

मीठा होने के कारण, आम तौर पर, डायबिटिक लोग फल नहीं खाते हैं, जो सही नहीं है। फल घुलनशील फाइबर से भरे होते हैं और इसमें वो चीनी नहीं होती है जो चॉकलेट, केक, बिस्कुट, फलों के रस और कोल्ड ड्रिंक्स में पाई जाती है। इसलिए, यदि आप चीनी का सेवन कम करना चाहते हैं, तो फलों के रस, शक्कर वाले पेय और केक से परहेज़ करें। आप आसानी से एक दिन में एक बड़ा केला या एक मध्यम सेब या पपीते का एक टुकड़ा ले सकते हैं।

9. कम फैट वाली दही

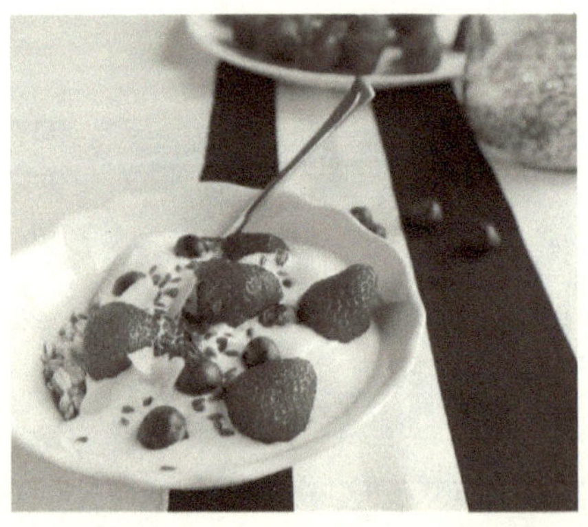

प्रोबायोटिक्स शरीर में सूजन को कम करने में मदद करते हैं। दही प्रोबायोटिक्स का सबसे अच्छा उदाहरण है। दही में कार्बोहाइड्रेट कम होता है और इसमें अच्छी मात्रा में प्रोटीन, विटामिन डी, कैल्शियम और पोटैशियम होता है। दही टाइप-2 डायबिटीज़ वाले लोगों में शुगर, रक्तचाप, लिपिड प्रोफाइल और अन्य हृदय जोखिम कारकों को कम करती है। प्रोबायोटिक्स इंसुलिन रेजिस्टेंस और इन्फ्लेमेशन को कम करते हैं, जिससे ग्लाइसेमिक स्थिति नियंत्रित होती है। जो लोग

दही खाते हैं उनको दही नहीं खाने वाले लोगो की तुलना में ब्लड शुगर पर बेहतर नियंत्रण होता है। वजन बढ़ने से रोकने के लिए कम फैट वाली दही का चयन करें।

10. आंवला

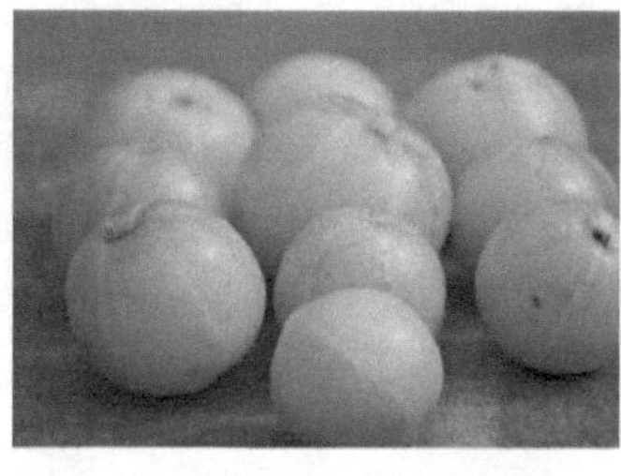

आंवला विटामिन सी का सबसे समृद्ध स्रोत है, जिसमें संतरे की तुलना में 20 गुना अधिक विटामिन सी होता है। विटामिन सी टाइप-2 डायबिटीज़ वाले लोगों में ब्लड प्रेशर को कम करता है और आपके दिल की रक्षा करता है। आंवला फाइटोकेमिकल्स में समृद्ध है, जिसमें गैलिक एसिड, एलाजिक एसिड, गैलोटेनिन और कोरिलागिन शामिल हैं, जो सभी शक्तिशाली एंटीऑक्सिडेंट हैं। अपने फ्री रेडिकल्स को मारने वाले गुणों के माध्यम से, ये फाइटोकेमिकल्स हाइपरग्लेसेमिया, हृदय संबंधी जटिलताओं, नेफ्रोपैथी और न्यूरोपैथी जैसे डायबिटीज़ की जटिलता को रोकने और कम करने में मदद करते हैं। आंवला लिपिड प्रोफाइल पर अनुकूल रूप से प्रभाव डालता है, यह उच्च घनत्व वाले लिपोप्रोटीन-कोलेस्ट्रॉल को बढ़ाता है और कम घनत्व वाले लिपोप्रोटीन-कोलेस्ट्रॉल के स्तर को कम करता है। आंवले को कच्चा खाएँ या चटनी बनाएँ या उबले हुए आंवले के रस का सेवन करें।

निष्कर्ष

टाइप-2 डायबिटीज़ एक जीवनशैली की बीमारी है। सबसे अच्छी बात यह है कि आप कुछ जीवनशैली में संशोधन करके डायबिटीज़ से बच सकते हैं या इसे नियंत्रित कर सकते हैं। जागरूकता की कमी, अस्वास्थ्यकर खाद्य पदार्थों के प्रचार-प्रसार और खराब जीवनशैली विकल्पों का परिणाम है कि आजकल लोगों में डायबिटीज़ की बिमारी बढ़ती जा रही है। अस्वास्थ्यकर खाद्य पदार्थों का आनंद लेने में कोई बुराई नहीं है, बशर्ते आप इन्हें सामान्य मात्रा में खाएँ। भले ही आपके रक्त में शुगर का स्तर उच्च हो या न हो, डायबिटीज़ होने से बचने के लिए, बाहर खाने की अपनी आवृत्ति को कम करें। घर का बना खाना खाएँ। घर पर ही जंक फूड बना कर खाएँ, और इसे शुरू से अंत तक खुद ही बनाएँ। अंत तक, जब आपका खाना खाने के लिए तैयार होगा, तो आप अनजाने में ही एक बार में इतनी सारी अस्वास्थ्यकर चीजें खाने के अपराधबोध से भर जाएंगे। अगली बार से, आपको इन जंक फूड्स की कम लालसा होगी। इस ट्रिक को अपनायें, यह काम करता है!

यदि आप डायबिटीज़ की दवा ले रहें हैं, तो अपने आहार में ऊपर वर्णित खाद्य पदार्थों को शामिल करने से पहले अपने चिकित्सक और फार्मासिस्ट से परामर्श करें। वे आपकी डायबिटीज़ की स्थिति और आपके डायबिटीज़ की जटिलताओं को देखते हुए आपको सही सलाह दे सकते हैं कि कौन से खाद्य पदार्थ आप खा सकते हैं और कौन से नहीं। जब आप ऊपर बताए गए खाद्य पदार्थ खाते हैं, तो आपके रक्त में शुगर के स्तर में गिरावट आती है, और आपको दवाओं की कम खुराक की आवश्यकता होती है। कभी-कभी डॉक्टर आपके वर्तमान रक्त में शुगर के स्तर की जांच किए बिना जल्दी में पिछली बार दी गई दवाइयों के खुराक को दोहरा देते हैं, इसलिए नियमित रूप से अपने चिकित्सक से अपनी दवाओं की खुराक को समायोजित करने के लिए चर्चा करें।

प्रमुख बिंदुओं पर ध्यान दें:

✓ नियमित रूप से अपने ब्लड प्रेशर की जाँच करें। ब्लड प्रेशर <130/80 mmHg से कम बनाए रखें। हृदय रोग को रोकने में ग्लाइसेमिक नियंत्रण की तुलना में ब्लड प्रेशर का नियंत्रण अधिक प्रभावी होता है।

✓ सक्रिय रहें। आउटडोर गेम खेलें, सीढ़ियों का उपयोग करें, लंबे समय तक न बैठें। एक गतिहीन जीवनशैली मोटापे की ओर ले जाती है, जो इंसुलिन रेजिस्टेंस का कारण बनती है।

✓ मोनोअनसैचुरेटेड फैट खाने से आपके शरीर में एडिपोनेक्टिन (फैट जलाने वाला हार्मोन) का स्तर बढ़ता है।

✓ अपने आहार में अतिरिक्त मोनोअनसैचुरेटेड फैट को न जोड़ें, बल्कि सैचुरेटेड फैट को रिप्लेस करके मोनोअनसैचुरेटेड फैट का उपयोग करें।

✓ खूब पानी पियें। पानी यूरिन के माध्यम से आपके रक्त से अतिरिक्त चीनी को हटाने में मदद करता है।

✓ ऐसे खाद्य पदार्थ खाएँ जिनमें घुलनशील फाइबर और कॉम्प्लेक्स कार्बोहाइड्रेट होते हैं क्यों कि ये ग्लाइसेमिक इंडेक्स में कम होते हैं। आप आमतौर पर प्रोटीन खा सकते हैं, लेकिन प्रोटीन उन डायबिटीज़ वाले लोगों में प्रतिबंधित है जिनको किडनी की क्षति का खतरा है।

✓ अपने हाइपोग्लाइसीमिया के लक्षणों का ध्यान रखें। हमेशा अपने साथ कुछ ग्लूकोज की गोलियाँ रखें।

✓ यदि आपको डायबिटीज़ है तो डायबिटीज़ सम्बन्धी जटिलताओं के नियमित परीक्षण करवाके इनसे बचें। नियमित परीक्षण से समस्याओं को जल्दी पकड़ा जा सकता है और डायबिटीज़ जटिलताओं के गंभीर होने से पहले इनका निवारण किया जा सकता है।

- रेटिना की कोई रक्त वाहिका क्षतिग्रस्त नहीं हुई है, यह सुनिश्चित करने के लिए वार्षिक नेत्र परीक्षण करवाएँ।

- अपने कोलेस्ट्रॉल के स्तर की नियमित जाँच करवाएँ।

- अपने किडनी के स्वास्थ्य की जांच करने के लिए नियमित यूरिन माइक्रोएल्ब्यूमिन परीक्षण प्राप्त करें।

- अपने दिल के स्वास्थ्य की जांच करने के लिए इलेक्ट्रोकार्डियोग्राम करवाएँ।

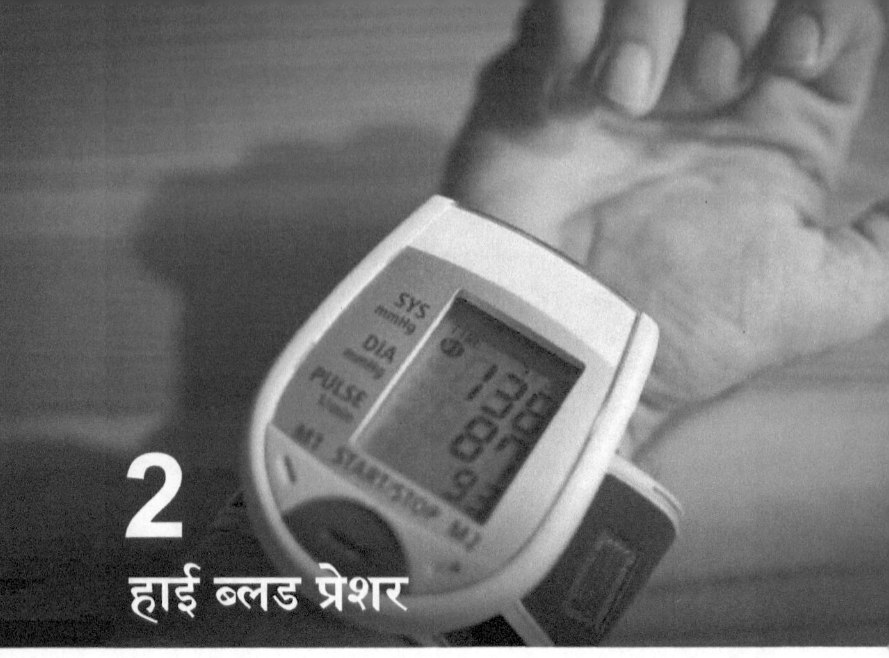

2
हाई ब्लड प्रेशर

2.1 हाई ब्लड प्रेशर के बारे में सब कुछ जो आपको जानने की आवश्यकता है

हाइपरटेंशन को हाई ब्लड प्रेशर (उच्च रक्तचाप) भी कहते हैं, यह एक चिकित्सीय स्थिति है जो आपके हृदय रोग, स्ट्रोक और अन्य गंभीर स्वास्थ्य जटिलताओं के जोखिम को बढ़ा सकती है। हृदय रक्त को आर्टरीज़ (रक्त वाहिकाओं) में पंप करता है जो रक्त को हृदय से शरीर के टिश्यूज़ और अंगों तक ले जाते हैं। ब्लड प्रेशर रक्त वाहिकाओं (ब्लड वैसल्स) की दीवारों पर पड़ने वाले रक्त के बल का माप है। आपके ब्लड वैसल्स से बहने वाले रक्त का बल जब लगातार बहुत अधिक होता है, तो यह ब्लड प्रेशर को बढ़ाता है और इस स्थिति को हाई ब्लड प्रेशर के रूप में जाना जाता है।

यह खतरनाक है और इसे नियंत्रित करना आवश्यक है क्योंकि हाई ब्लड प्रेशर हृदय को अंगों तक रक्त पंप करने के लिए कठिन काम कराता है। इसके परिणामस्वरूप आर्टरीज़ का सख्त होना (एथेरोस्क्लेरोसिस), स्ट्रोक, किडनी की बीमारी और दिल की विफलता हो सकती है।

ब्लड प्रेशर दो मापों, अधिकतम और न्यूनतम प्रेशर, या एक शीर्ष संख्या और नीचे की संख्या द्वारा व्यक्त किया जाता है। आइए जानते हैं कि क्या हैं ये नंबर:

सिस्टोलिक ब्लड प्रेशर - ऊपर की संख्या (अधिकतम प्रेशर) आपके सिस्टोलिक प्रेशर को बताती है। आपका दिल जब सिकुड़ता है तो आर्टरीज़ के माध्यम से शरीर के बाकी हिस्सों में रक्त पंप करता है। यह संकुचन ब्लड वैसल्स पर दबाव बनाता है जिसे सिस्टोलिक ब्लड प्रेशर कहते हैं। सामान्य सिस्टोलिक प्रेशर 120 mmHg से नीचे होता है। 130 mmHg या इससे अधिक की रीडिंग का अर्थ है हाई ब्लड प्रेशर।

डायस्टोलिक ब्लड प्रेशर - नीचे की संख्या (न्यूनतम प्रेशर) आपके डायस्टोलिक प्रेशर को बताती है। हृदय शरीर के बाकी हिस्सों में रक्त पंप करने के लिए सिकुड़ता है और दोबारा सिकुड़ने से पहले आराम करता है। जब धड़कनों के बीच आराम का समय होता है तब आपका हृदय रक्त से भर जाता है और ऑक्सीजन प्राप्त करता है। डायस्टोलिक दबाव आर्टरीज़ में रक्त का दबाव है जब हृदय भर रहा होता है। सामान्य डायस्टोलिक प्रेशर 80 mmHg से नीचे होता है। 80 mmHg या इससे अधिक रीडिंग का मतलब हाई ब्लड प्रेशर है।

दोनों संख्याओं में, डायस्टोलिक ब्लड प्रेशर की तुलना में सिस्टोलिक ब्लड प्रेशर अधिक महत्वपूर्ण है क्योंकि सिस्टोलिक ब्लड प्रेशर दिल का दौरा या स्ट्रोक होने के आपके जोखिम का सटीक ब्यौरा बताता है।

एसीसी/एएचए के अनुसार			ईएससी/ईएसएच के अनुसार		
श्रेणी	**सिस्टोलिक** (mmHg)	**डायस्टोलिक** (mmHg)	**श्रेणी**	**सिस्टोलिक** (mmHg)	**डायस्टोलिक** (mmHg)
सामान्य	120 से कम	80 से कम	इष्टतम	120 से कम	80 से कम
बढ़ा हुआ	120-129	80 से कम	सामान्य	120-129	80-84
			उच्च सामान्य	130-139	85-89
हाइपरटेंशन स्टेज 1	130-139	80-89	हाइपरटेंशन ग्रेड 1	140-159	90-99
हाइपरटेंशन स्टेज 2	140 या इससे अधिक	90 या इससे अधिक	हाइपरटेंशन ग्रेड 2	160-179	100-109
			हाइपरटेंशन ग्रेड 3	180 या इससे अधिक	110 या इससे अधिक

ब्लड प्रेशर का वर्गीकरण

एसीसी/एएचए (अमेरिकन कॉलेज ऑफ कार्डियोलॉजी एंड अमेरिकन हार्ट एसोसिएशन) और ईएससी/ईएसएच (यूरोपियन सोसाइटी ऑफ कार्डियोलॉजी एंड द यूरोपियन सोसाइटी ऑफ हाइपरटेंशन) के अनुसार 18 वर्ष और उससे अधिक उम्र के वयस्कों के लिए ब्लड प्रेशर का वर्गीकरण कुछ इस प्रकार है:

ईएससी/ईएसएच के अनुसार ब्लड प्रेशर का लेवल 140/90 mmHg हाई ब्लड प्रेशर (हाइपरटेंशन) के रूप में गिना जाता है, जबकि एसीसी/एएचए के नए दिशानिर्देश 130/80 mmHg को हाई ब्लड प्रेशर के रूप में गिनते हैं। यह एक नए अध्ययन के कारण है जिसमें पाया गया है कि ब्लड प्रेशर के 130/80 mmHg से 139/89 mmHg के बीच का स्तर हृदय और ब्लड वैसल्स के जटिलताओं का कारण बनने के लिए पर्याप्त है।

हाई ब्लड प्रेशर के लक्षण

हाई ब्लड प्रेशर में यह संभव है कि आपको वर्षों या दशकों तक किसी भी लक्षण का अनुभव न हो, यही कारण है कि हाई ब्लड प्रेशर को एक साइलेंट किलर के रूप में गिना जाता है। हालाँकि, एक बार जब ब्लड प्रेशर हाइपरटेंशन की अवस्था में पहुँच जाता है, तो व्यक्ति में निम्नलिखित लक्षण हो सकते हैं:

- गंभीर सिरदर्द (खासकर सुब सिर के पिछले हिस्से में)
- छाती में दर्द
- सांस लेने में कठिनाई
- थकान और भ्रम
- दृष्टि की समस्या
- यूरिन में रक्त
- चेहरा या त्वचा का लाल होना
- दिल का तेज़ धड़कना

आपका ब्लड प्रेशर हाई है या नहीं, यह निर्धारित करने का सबसे अच्छा तरीका है कि जब आप स्वास्थ्य जांच के लिए जाते हैं, तो स्वेच्छा से अपने डॉक्टर से अपने बीपी की जांच करने के लिए कहें। आपको हर चार महीने में अपना बीपी चेक करवाना चाहिए। अगर आपका ब्लड प्रेशर बढ़ा हुआ है, तो हर महीने जांच करवाएँ। अगर आपको हाई ब्लड प्रेशर है और आप दवा ले रहे हैं तो आपको दिन में दो बार अपना बीपी चेक करना चाहिए। पहला माप सुबह खाने या कोई भी दवा लेने से पहले और दूसरा माप शाम को लेना चाहिए। हर बार जब आप मापते हैं, तो यह सुनिश्चित

करने के लिए कि आपके परिणाम सटीक हैं, 1 या 2 मिनट के अंतराल पर दो या तीन रीडिंग लें।

आइए पहले समझते हैं कि वास्तव में शरीर में क्या होता है जिससे ब्लड प्रेशर बढ़ता है।

ब्लड प्रेशर कैसे बढ़ता है?

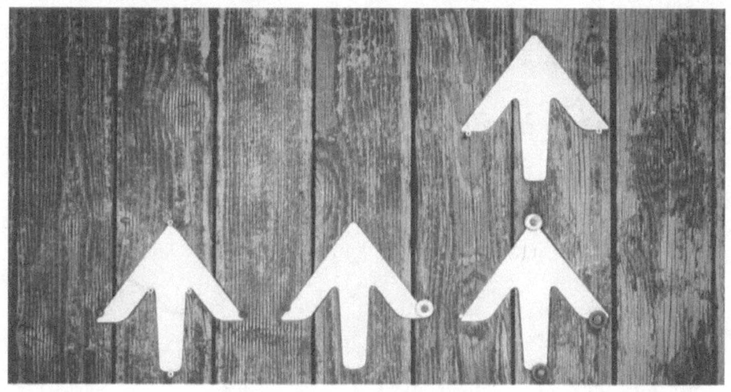

1. सिम्पैथेटिक नर्वस सिस्टम की असामान्यताएँ

आपने लोगों को कई बार कहते सुना होगा कि "तनाव न लें, नहीं तो आपका ब्लड प्रेशर बढ़ जाएगा," और यह बिल्कुल सही है। सिम्पैथेटिक नर्वस सिस्टम खतरनाक या तनावपूर्ण स्थिति में शरीर में ब्लड वैसल्स को प्रभावित करता है। जब आप तनाव में होते हैं, तो सिम्पैथेटिक बहाव बढ़ जाता है। सिम्पैथेटिक नर्वस सिस्टम एड्रेनालाईन और नॉरएड्रेनालाईन (जिसे नॉरपेनेफ्रिन भी कहा जाता है) हार्मोन जारी करता है। ये हार्मोन मस्तिष्क और मांसपेशियों को ताजा ऑक्सीजन पहुँचाने के लिए हृदय से रक्त पंप करने की दर को बढ़ाते हैं। बार-बार तनाव का अर्थ है हृदय से रक्त पम्पिंग में निरंतर वृद्धि, जो ब्लड वैसल्स को संकुचित (नैरो) करके प्राप्त की जाती है। ब्लड वैसल्स के लगातार संकुचित होने से ब्लड वैसल्स सिकुड़ जाते हैं और ब्लड वैसल्स के रक्त प्रवाह (पेरिफेरल रेजिस्टेंस) की ओर प्रतिरोध (रेजिस्टेंस) में वृद्धि होती है। नतीजतन, ब्लड प्रेशर बढ़ जाता है।

2. इंट्रारेनल रेनिन-एंजियोटेंसिन-एल्डोस्टेरोन सिस्टम (आरएएएस) में असामान्यताएं

यह प्रणाली शरीर में तरल पदार्थों की मात्रा को नियंत्रित करके ब्लड प्रेशर को नियंत्रित करती है। जब किडनी में रक्त का प्रवाह कम होता है, तो किडनी ब्लड

सर्कुलेशन में रेनिन नामक एंजाइम का स्राव करती है। रेनिन तब एंजियोटेंसिनोजेन को एंजियोटेंसिन I में परिवर्तित करता है, जिसकी कोई प्रत्यक्ष जैविक गतिविधि नहीं होती है और इससे कोई हानि नहीं होती है। परन्तु, एंजियोटेंसिन-कंवर्टिंग एंजाइम (एसीई) के रूप में जाना जाने वाला एक एंजाइम एंजियोटेंसिन I को एंजियोटेंसिन II में परिवर्तित करता है जो कि हाई ब्लड प्रेशर के लिए जिम्मेदार प्राथमिक हार्मोन है। एंजियोटेंसिन II एक पेप्टाइड हार्मोन है जो वासोकंट्रिक्शन का कारण बनता है, अर्थार्थ यह ब्लड वैसल्स की मांसपेशियों की दीवार को सिकोड़ता है, जिससे ब्लड वैसल्स सिकुड़ जाती हैं और परिणामस्वरूप ब्लड प्रेशर में वृद्धि होती है।

हाई ब्लड प्रेशर के जोखिम कारक:

नीचे आपके ब्लड प्रेशर को बढ़ाने वाले कारक दिए गए हैं:

- तनाव
- मोटापा
- अत्यधिक शराब
- धूम्रपान
- हाई ब्लड प्रेशर का पारिवारिक इतिहास
- अधिक नमक का सेवन
- आहार में पोटेशियम की कमी
- व्यायाम की कमी
- कुछ दवाएँ जैसे दर्द की दवाएँ (पेरासिटामोल, आइबूप्रोफेन, डाइक्लोफिनैक और ऐस्पिरिन), स्टेरॉयड और गर्भनिरोधक गोलियाँ

क्यों हाई ब्लड प्रेशर खतरनाक है?

हाइपरटेंशन या हाई ब्लड प्रेशर खतरनाक है क्योंकि यह अन्य स्वास्थ्य जटिलताओं का कारण बनता है। ब्लड वैसल्स महत्वपूर्ण अंगों और टिश्यूज़ को ऑक्सीजन और पोषक तत्व पहुँचाने के लिए जिम्मेदार होते हैं। समय के साथ, हाई ब्लड प्रेशर ब्लड वैसल्स को नुकसान पहुँचाता है। क्षतिग्रस्त ब्लड वैसल्स शरीर में रक्त के प्रवाह को बाधित करती हैं, जिससे अन्य स्वास्थ्य समस्याएं उत्पन्न होती हैं। हाई ब्लड प्रेशर से शरीर का सबसे अधिक प्रभावित अंग हृदय, उसके बाद मस्तिष्क, किडनी और प्रजनन प्रणाली है।

धमनियों को नुकसान

हृदय से शरीर तक ऑक्सीजन युक्त रक्त ले जाने वाली ब्लड वैसल्स को आर्टरीज़ (धमनियाँ) कहा जाता है। आर्टरीज़ लचीली होती हैं, और उनकी आंतरिक परत चिकनी होती है। रक्त स्वस्थ आर्टरीज़ के माध्यम से स्वतंत्र रूप से बिना किसी रुकावट के बहता है और महत्वपूर्ण अंगों और टिश्यूज़ को ऑक्सीजन और पोषक तत्वों की आपूर्ति करता है। हाई ब्लड प्रेशर आर्टरीज़ की इलास्टिसिटी को कम करता है। यह उनकी आंतरिक परत को नुकसान पहुँचाता है, जिससे भोजन द्वारा शरीर में जाने वाला फैट क्षतिग्रस्त आर्टरीज़ में आसानी से इकट्ठा हो जाता है, इससे आपके शरीर में रक्त प्रवाह सीमित हो जाता है। ये रुकावटें अंततः दिल का दौरा और स्ट्रोक का कारण बन सकती हैं।

दिल को नुकसान

हाई ब्लड प्रेशर के कारण आपके हृदय को स्वस्थ हृदय की तुलना में अधिक बार और अधिक बल के साथ पंप करना पड़ता है, जिससे आपके हृदय (बाएं वेंट्रिकल) का हिस्सा मोटा हो जाता है। बढ़े हुए दिल से दिल का दौरा, दिल की विफलता और अचानक हृदय की मृत्यु का खतरा बढ़ जाता है।

साथ ही, हाई ब्लड प्रेशर आपके हृदय तक रक्त पहुँचाने वाली नलियों को नुकसान पहुँचाता है। जब आपके हृदय में रक्त की प्रवाह बाधित होती है, तो यह अरेदमिया (अनियमित हृदय ताल), एनजाइना (सीने में दर्द) या दिल का दौरा पड़ने का कारण बनता है।

मस्तिष्क को नुकसान

हमारा मस्तिष्क ठीक से काम करने के लिए पोषक तत्व और ऑक्सीजन से भरपूर रक्त की आपूर्ति पर निर्भर है। लेकिन हाई ब्लड प्रेशर मस्तिष्क में रक्त और ऑक्सीजन की सप्लाई को कम कर सकता है जिससे कई समस्याएँ हो सकती हैं, जिनमें शामिल हैं:

ट्रांसिएंट इस्केमिक अटैक (TIA): हाई ब्लड प्रेशर के कारण आर्टरीज़ कठोर हो जाती है या मस्तिष्क में रक्त के थक्के बन जाते हैं जो रक्त की सप्लाई को अस्थायी रूप से बाधित करतीं हैं, जिसे ट्रांसिएंट इस्केमिक अटैक (TIA) या मिनी-स्ट्रोक कहा जाता है। टीआईए को एक पूर्ण विकसित स्ट्रोक की चेतावनी के रूप में गिना जाता है।

स्ट्रोक: हाई ब्लड प्रेशर से आर्टरीज़ (धमनियों) में रक्त के थक्के बन सकते हैं, जिससे महत्वपूर्ण रक्त प्रवाह में रुकावटें आ सकती हैं। कम रक्त प्रवाह मस्तिष्क को ऑक्सीजन

और पोषक तत्वों से वंचित कर देती हैं, जिससे मस्तिष्क की कोशिकाएँ मर जाती हैं। इसे स्ट्रोक के रूप में जाना जाता है।

डिमेंशिया: संकुचित/ब्लॉक्ड आर्टरीज़ के कारण या स्ट्रोक के कारण मस्तिष्क में रक्त के प्रवाह की कमी हो सकती है। कुछ प्रकार के डिमेंशिया, जैसे वैस्कुलर डिमेंशिया, मस्तिष्क में रक्त के प्रवाह की कमी के कारण होते हैं।

किडनी को नुकसान

किडनी रक्त से अतिरिक्त तरल पदार्थ और गंदगी को फ़िल्टर करती है। हाई ब्लड प्रेशर आपके किडनी तक जाने वाली ब्लड वैसल्स को नुकसान पहुँचाता है। क्षतिग्रस्त वैसल्स किडनी में रक्त के प्रवाह को बाधित करती हैं और किडनी को आपके रक्त से वेस्ट को प्रभावी ढंग से छानने से रोकती हैं, जिससे खतरनाक स्तर पर वेस्ट जमा हो जाता है। हाई ब्लड प्रेशर किडनी की विफलता के सबसे आम कारणों में से एक है।

आँखों को नुकसान

हाई ब्लड प्रेशर आपकी आँखों तक रक्त की सप्लाई करने वाले ब्लड वैसल्स को नुकसान पहुँचा सकता है। सीमित रक्त प्रवाह रेटिना और नेत्र संबंधी तंत्रिका को नुकसान पहुँचाती हैं, जिससे आँखों में रक्तस्राव, दृष्टि का धुंधलापन और यहाँ तक कि दृष्टि पूरी तरह जा भी सकती है।

हाई ब्लड प्रेशर रोधी (एंटी-हाइपरटेंसिव) दवाएँ किस तरह काम करती हैं?

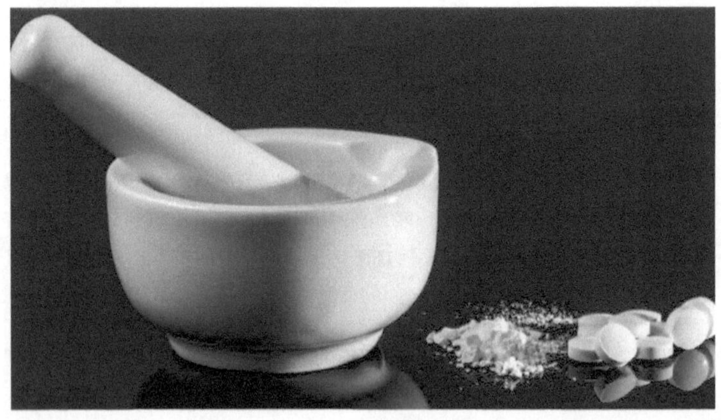

सभी हाई ब्लड प्रेशर की दवाओं का प्राथमिक उद्देश्य ब्लड वैसल्स को चौड़ा या अधिक खुला बनाने के लिए वासोडाइलेशन (अर्थ महत्वपूर्ण शब्दावली खंड में देखें) करना है। जब ब्लड वैसल्स चौड़ी होतीं हैं तो रक्त उनके माध्यम से स्वतंत्र रूप से बहता है, जिससे ब्लड प्रेशर में गिरावट आती है।

विभिन्न तंत्र हैं जिनके माध्यम से विभिन्न वर्ग की दवाएँ वासोडाइलेशन करती हैं। आइए संक्षेप में देखें कि ये दवाएँ कैसे काम करती हैं और साथ ही यह भी कि हम खाद्य पदार्थों के माध्यम से समान प्रभाव कैसे पैदा कर सकते हैं, जो कि एक सुरक्षित तरीका हैं और इनका कोई साइड इफेक्ट भी नहीं है।

हाई ब्लड प्रेशर में उपयोग की जाने वाली पहली-पंक्ति की या सबसे आम दवाएँ किडनी में नमक के पुन: अब्सॉर्प्शन (अवशोषण) को कम करके ब्लड प्रेशर को कम करती हैं। इसका मतलब है कि आपके शरीर में अब नमक कम होगा क्योंकि ये दवाएँ अधिक से अधिक नमक को पानी के साथ यूरिन के माध्यम से शरीर से बाहर निकाल देतीं हैं। चूँकि आपके ब्लड वैसल्स में तरल पदार्थ कम होता है, इसलिए वैसल्स के अंदर का दबाव भी कम हो जाता है। इस तंत्र पर काम करने वाली दवाओं को डाइयुरेटिक्स (यूरिन बढ़ाने वाली दवा) कहा जाता है। हमारा उद्देश्य उन खाद्य पदार्थों को अपने डाइट में शामिल करना है जिनमें प्राकृतिक रूप से डाइयूरेटिक प्रभाव होते हैं। हम आगे के अध्याय में उन खाद्य पदार्थों के बारे में विस्तार से चर्चा करेंगे जो प्राकृतिक डाइयुरेटिक्स हैं।

जैसा कि हमने पहले चर्चा की कि हाई ब्लड प्रेशर के पीछे मुख्य अपराधी एंजियोटेंसिन II हार्मोन है। तो, दवाओं का दूसरा वर्ग या तो एंजियोटेंसिन I के एंजियोटेंसिन II (एसीई इनहिबिटर ड्रग्स) के रूपांतरण को ब्लॉक करके या एंजियोटेंसिन II (एंजियोटेंसिन रिसेप्टर ब्लॉकर्स ड्रग्स) के कार्यों को ब्लॉक करके वासोडाइलेशन पैदा करता है। यह ब्लड वैसल्स को रिलैक्स करा कर चौड़ा करता है, इससे रक्त का प्रवाह आसान हो जाता है और आपका ब्लड प्रेशर कम हो जाता है।

कैल्शियम हृदय को अधिक बलपूर्वक सिकुड़ने के लिए प्रेरित करता है। कैल्शियम चैनल ब्लॉकर्स नामक दवाओं का एक वर्ग कैल्शियम के हृदय की कोशिकाओं और ब्लड वैसल्स की दीवारों में प्रवाहित होने की दर (फ्लो रेट) को सीमित करता है। नतीजतन, ब्लड वैसल्स चौड़ी हो जाती हैं, और आपके दिल को पंप करने के लिए उतनी मेहनत नहीं करनी पड़ती है, जिससे रक्त का प्रवाह आसान हो जाता है और आपका ब्लड प्रेशर कम हो जाता है।

हाई ब्लड प्रेशर को रोकने और नियंत्रित करने की रणनीति

हाई ब्लड प्रेशर भोजन और जीवनशैली संबंधित बीमारी है, जिसका अर्थ है कि खाद्य पदार्थ स्थिति को ठीक करने के साथ-साथ बिगाड़ने में भी महत्वपूर्ण भूमिका निभाते हैं। हाई ब्लड प्रेशर को केवल दवाओं से ही नियंत्रित नहीं किया जा सकता है। रोग को प्रभावी ढंग से नियंत्रित करने के लिए आहार और जीवनशैली में कुछ संशोधन आवश्यक हैं। हाई ब्लड प्रेशर में निर्धारित दवाओं के दुष्प्रभाव होते हैं जिनमें नपुंसकता, गाउट, खांसी और ऊर्जा की कमी शामिल हैं। अपने आहार में हाई ब्लड प्रेशर के लिए सही खाद्य पदार्थों को शामिल करके और खराब खाद्य पदार्थों से परहेज़ करके, आप अपने ब्लड प्रेशर को प्रभावी ढंग से कम कर सकते हैं और अपने ब्लड प्रेशर की दवाओं की खुराक को काफी कम कर सकते हैं।

नीचे कुछ तरीके दिए गए हैं जिनसे आप अपने ब्लड प्रेशर को प्राकृतिक रूप से कम कर सकते हैं:

- ऐसे खाद्य पदार्थ खाएँ जो शरीर में सोडियम के स्तर को कम करें।
- उन खाद्य पदार्थों से परहेज़ करें जो चुपके से आपके शरीर में नमक बढ़ाते हैं।
- ऐसे खाद्य पदार्थ खाएँ जो प्राकृतिक रूप से यूरिन बढ़ाते हैं।
- ऐसे खाद्य पदार्थ खाएँ जो शरीर में फ्लूइड रिटेंशन को कम करते हैं और यूरिन उत्पादन को बढ़ाते हैं।
- मैग्नीशियम से भरपूर खाद्य पदार्थ खाएँ क्योंकि मैग्नीशियम एक प्राकृतिक कैल्शियम चैनल ब्लॉकर (ब्लड प्रेशर कम करने वाली दवाओं का एक वर्ग) है।
- पोटेशियम से भरपूर खाद्य पदार्थ खाएँ क्योंकि पोटेशियम सोडियम के प्रभाव को कम करता है।
- नाइट्रेट से भरपूर खाद्य पदार्थ खाएँ, जो आपके शरीर में नाइट्रिक ऑक्साइड में परिवर्तित हो जाता है। नाइट्रिक ऑक्साइड ब्लड वैसल्स को चौड़ा करता है और ब्लड प्रेशर को कम करता है।
- पानी का सेवन बढ़ाएँ।

नमक

आपके दिमाग में यह जरूर आया होगा कि हाई बीपी में नमक से परहेज़ करने को क्यों कहा जाता है? नमक और ब्लड प्रेशर के बीच सटीक संबंध क्या है? तो आइए जानते हैं नमक क्यों ब्लड प्रेशर के लिए खतरनाक है:

सोडियम ब्लड प्रेशर बढ़ने का मुख्य कारण है, और आपका नमक मूल रूप से सोडियम (40%) और क्लोराइड (60%) का संयोजन है। क्या नमक और सोडियम एक ही हैं? नहीं, बिल्कुल नहीं। सोडियम एक खनिज है जो प्राकृतिक रूप से खाद्य पदार्थों में पाया जाता है। नमक में आप सोडियम को सोडियम क्लोराइड के रूप में खाते हैं। यही कारण है कि नमक को हाई ब्लड प्रेशर के लिए खतरनाक माना जाता है।

आपके द्वारा उपभोग किए जाने वाले सोडियम के अन्य रूप हैं:

- सोडियम बाइकार्बोनेट (बेकिंग सोडा)
- मोनोसोडियम ग्लूटामेट (MSG): आमतौर पर इसे चाइनीज़ व्यंजनों में नमक के रूप में उपयोग किया जाता है।

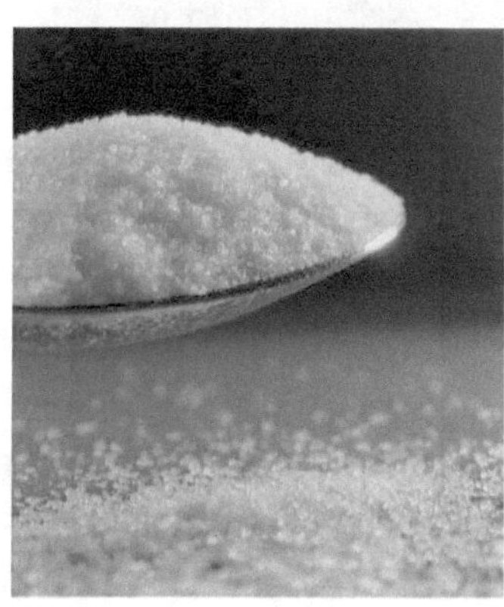

नमक कैसे ब्लड प्रेशर बढ़ाता है?

नमक खाने से आपके खून में सोडियम की मात्रा बढ़ जाती है। जिससे किडनी के पानी निकालने की प्रक्रिया पर असर पड़ता है। नतीजतन, शरीर से अतिरिक्त सोडियम को बाहर निकालने के लिए शरीर में अतिरिक्त पानी जमा होता है। इसे फ्लूइड रिटेंशन (द्रव प्रतिधारण) कहा जाता है। शरीर में अतिरिक्त तरल पदार्थ ब्लड वैसल्स और हृदय पर दबाव डालता है और ब्लड प्रेशर बढ़ने का कारण बनता है।

2.2 10 खाद्य पदार्थ जो आपका ब्लड प्रेशर बढ़ाते हैं

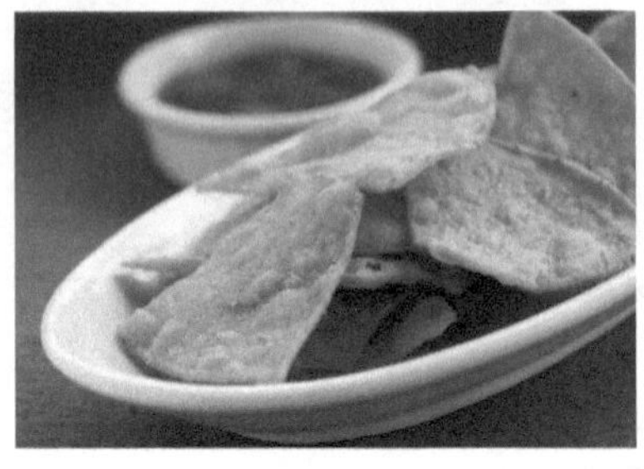

अधिक कैलोरी वाले खाद्य पदार्थ आपके शरीर में कोलेस्ट्रॉल बढ़ाते हैं, जिससे ब्लड प्रेशर बढ़ता है। कुछ खाद्य पदार्थ चुपचाप आपके शरीर में नमक डालते हैं और हाई ब्लड प्रेशर का खतरा बढ़ाते हैं। आपको एहसास ही नहीं होता हैं कि आप नमक खा रहे हैं।

इन खाद्य पदार्थों की पहचान करने के लिए यहाँ 10 खाद्य और पेय पदार्थों की सूची दी गई है जो जानकर या चुपचाप आपके शरीर में नमक और कोलेस्ट्रॉल ऐड करते हैं और आपके ब्लड प्रेशर को बढ़ाते हैं।

1. डिब्बाबंद खाद्य और पेय पदार्थ

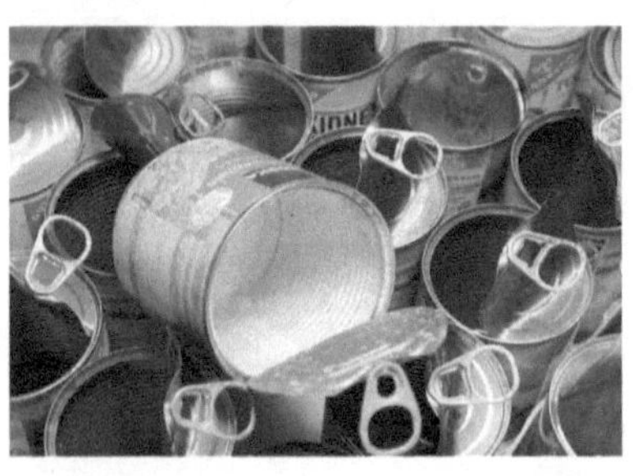

भोजन को सड़ने से बचाने के लिए और स्वाद बढ़ाने के लिए डिब्बाबंद खाद्य उत्पादों को ढेर सारे नमक के साथ तैयार किया जाता है। इससे भोजन का पोषण कम हो जाता है और बिना आपको पता लगे ये आपके शरीर में नमक डालते है। उदाहरण के लिए, जैसे छोले बहुत पौष्टिक होते हैं और स्वास्थ्य के लिए बहुत अच्छे होते हैं, लेकिन अगर आप डिब्बाबंद छोले का उपयोग कर रहे हैं, तो ये आपके स्वास्थ्य के लिए हानिकारक हैं। जब भी संभव हो, डिब्बाबंद के बजाय ताजा खाना खाएँ। अगर आप डिब्बाबंद सब्जियों का उपयोग कर भी रहे हैं तो अतिरिक्त नमक को हटाने के लिए उपयोग करने से पहले इन्हें अच्छी तरह धो लें। इसके अतिरिक्त, डिब्बे को अक्सर रासायनिक बिस्फेनॉल ए (बीपीए) के साथ बनाया जाता है। रासायनिक बिस्फेनॉल ए (बीपीए) वाले डिब्बे में रखा खाद्य पदार्थ खाने से आपका ब्लड प्रेशर बढ़ सकता है।

2. तला हुआ खाना

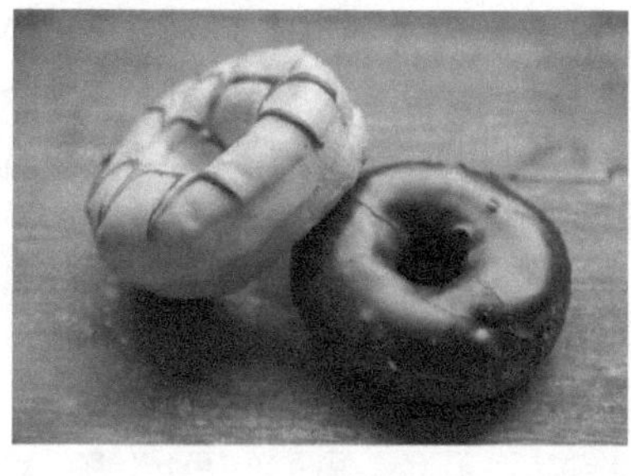

फ्रेंच फ्राइज़, डोनट्स और पूरियों जैसे तले हुए खाद्य पदार्थ खाने से ब्लड प्रेशर, दिल का दौरा और स्ट्रोक का खतरा बढ़ जाता है। तले हुए खाद्य पदार्थ बहुत अधिक कैलोरी वाले होते हैं और इनमे स्वस्थ पोषक तत्वों की कमी होती है। ये शरीर में कोलेस्ट्रॉल के स्तर को बढ़ाते हैं और आपके ब्लड प्रेशर को भी बढ़ाते हैं। डीप फ्राई करने के लिए जिस तेल का इस्तेमाल किया गया है उसे दोबारा इस्तेमाल नहीं करना चाहिए, साथ ही उच्च तापमान पर नहीं तलना चाहिए। जब आप डीप फ्राई करते हैं, तो प्रत्येक तलने के साथ तेल टूट जाता है और उनकी संरचना बदल जाती है। नतीजतन, भोजन में एक रसायन बनता है जो कैंसर का कारण बन सकता है।

3. अचार

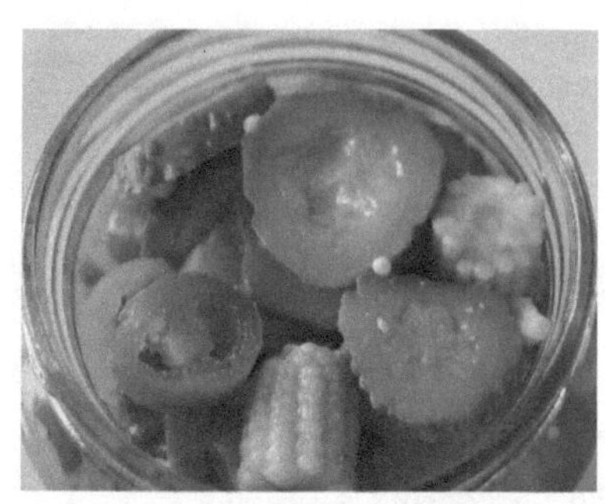

अचार खाने से आपका ब्लड प्रेशर बढ़ सकता है। अचार को लंबे समय तक प्रिज़र्व करने के लिए बहुत अधिक नमक और तेल की आवश्यकता होती है। नमक और तेल भोजन को सड़ने से रोकते हैं और लंबे समय तक खाने योग्य रखते हैं। अचार के अतिरिक्त सोडियम को अपने आहार में शामिल करने से शरीर में अधिक पानी जमा होता है जो ब्लड वैसल्स पर अधिक दबाव डालता है और ब्लड प्रेशर को बढ़ाता है। इसके अलावा, अचार में अतिरिक्त तेल होता है जो आपके शरीर में कोलेस्ट्रॉल को बढ़ाता है। कोलेस्ट्रॉल ब्लड वैसल्स को संकुचित करता है जिससे रक्त का प्रवाह बाधित होता है और हृदय को वैसल्स के माध्यम से रक्त पंप करना कठिन हो जाता है। नतीजतन, आपका ब्लड प्रेशर बढ़ जाता है।

4. प्रोसेस्ड चीज़

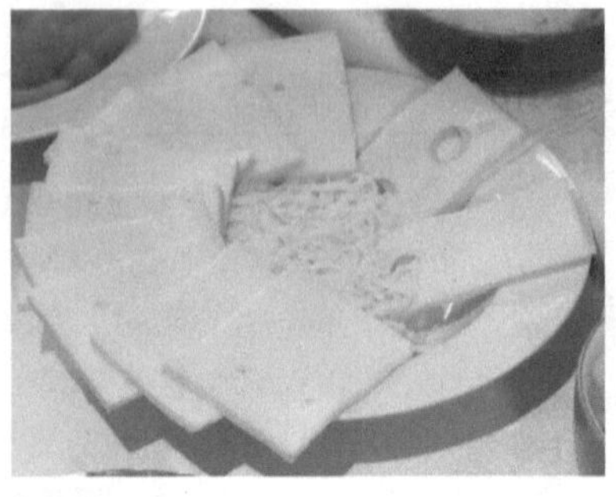

प्रोसेस्ड चीज़ में कैलोरी और नमक की मात्रा अधिक होती है। चीज़ के नियमित खपत से उच्च कोलेस्ट्रॉल, मोटापा और हाई ब्लड प्रेशर हो सकता है, जिससे हृदय रोग का खतरा बढ़ जाता है। बहुत ज्यादा प्रोसेस्ड चीज खाने से परहेज़ करें। प्रोसेस्ड चीज़ के बजाय घर का बना पनीर खाएँ। आप मोज़ेरेला चीज़ भी खा सकते हैं क्योंकि इसमें अन्य किस्मों की तुलना में सबसे कम नमक होता है। चीज़ स्वास्थ्य लाभ प्रदान करते हैं क्योंकि वे कैल्शियम और विटामिन से भरपूर होते हैं। हालांकि, यदि आपको हाई ब्लड प्रेशर है, तो घर के बने कम फैट वाले पनीर (बाज़ार से खरीदा नहीं) को छोड़कर कोई भी चीज़ खाने से परहेज़ करें।

5. कैफीन

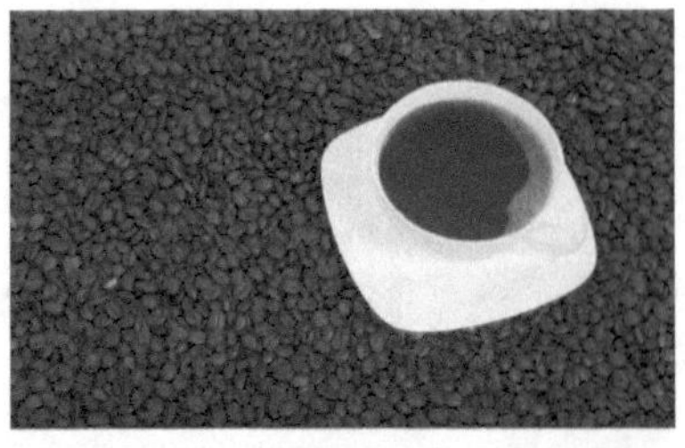

एक कप कॉफी आपके दिन को सक्रिय मोड में शुरू करने में मदद तो करती है, लेकिन यह ब्लड प्रेशर के लिए अच्छी नहीं है। कैफीन शरीर में एड्रेनालाईन हार्मोन को बढ़ाता है, जिससे आप कुछ मिनटों के भीतर ही सक्रिय हो जाते हैं। हालांकि, यही एड्रेनालाईन हार्मोन ब्लड वैसल्स को सिकोड़ता है और हृदय पंपिंग की दर और बल को बढ़ाता है। नतीजतन, आपके ब्लड वैसल्स के अंदर दबाव बढ़ जाता है। चाय या कॉफी को पूरी तरह से छोड़ने की आवश्यकता नहीं है। कैफीन को अचानक छोड़ना आपको इनके लिए और अधिक तरसाएगा, इसके बजाय धीरे-धीरे इनकी आवृत्ति कम करें, और जल्द ही आपका शरीर इसके लिए अनुकूलित हो जाएगा।

6. डिहाइड्रेशन

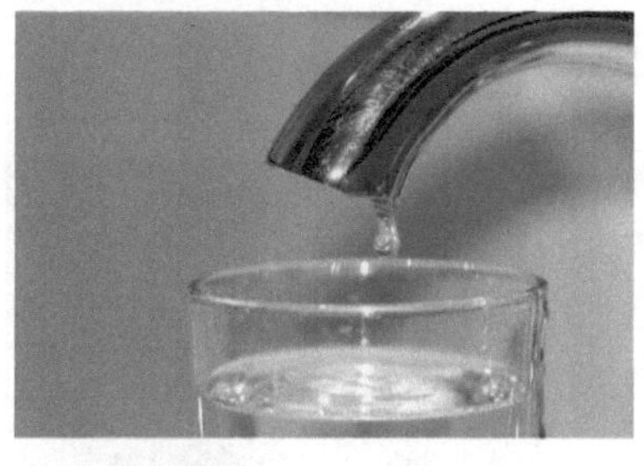

खुद को हाइड्रेट रखें। जब आपका शरीर निर्जलित होता है, तो आपका मस्तिष्क पिट्यूटरी ग्लैंड को वैसोप्रेसिन नामक एक एंटीडाइयूरेटिक हार्मोन स्रावित करने का संकेत भेजता है। यह ब्लड वैसल्स को प्रतिबंधित करता है। नतीजतन, ब्लड वैसल्स के अंदर दबाव बढ़ जाता है, जिससे हाई ब्लड प्रेशर होता है। दिन में कम से कम आठ गिलास पानी पिएँ।

गर्भावस्था में टॉक्सेमिया की स्थिति एक खतरनाक गर्भावस्था जटिलता है, जिसमे अचानक ब्लड प्रेशर हाई होना शुरू हो जाता है। इसलिए टॉक्सेमिया से बचने के लिए गर्भावस्था में पर्याप्त पानी पीना आवश्यक है, खासकर तब जब आपका ब्लड प्रेशर पहले से ही उच्च हो।

7. धूम्रपान

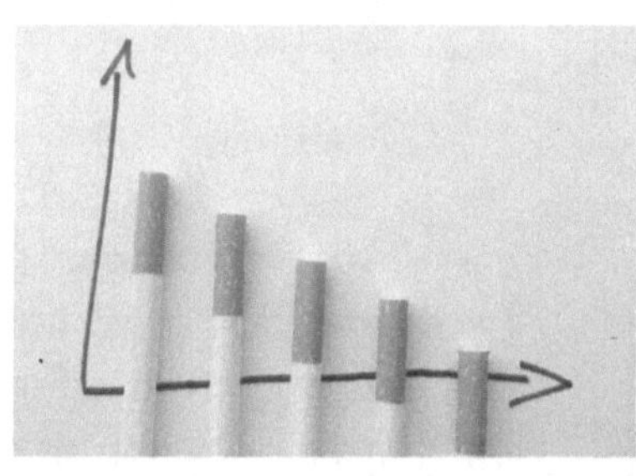

आपके द्वारा धूम्रपान की जाने वाली प्रत्येक सिगरेट आपके ब्लड प्रेशर को बढ़ाती है। सिगरेट में मौजूद निकोटिन हाई ब्लड प्रेशर का मुख्य कारण है। निकोटीन सेंट्रल नर्वस सिस्टम (केंद्रीय स्नायुतंत्र - तंत्रिका तंत्र का वह भाग जिसमें मस्तिष्क और रीढ़ की हड्डी आती है) को उत्तेजित करता है। हाई ब्लड प्रेशर हृदय द्वारा प्रति मिनट पम्प किए गए रक्त की मात्रा में वृद्धि का कारण बनता है। निकोटीन शरीर में उत्तेजक के रूप में कार्य करता है। यह अधिक एड्रेनालाईन जारी करने के लिए एड्रेनल ग्लैंड्स को उत्तेजित करता है। यह हृदय को अधिक बलपूर्वक संकुचित करने के लिए बाध्य करता है, जिससे हृदय की पंप करने की क्षमता प्रभावित होती है। यह आपके ब्लड वैसल्स को सिकोड़ता है और उनकी दीवारों को सख्त बनाता है। नतीजतन, आपका रक्त प्रवाह बाधित हो जाता है, जिससे रक्त के थक्के बनने की संभावना बढ़ जाती है। यदि आप

धूम्रपान करते हैं, तो इसे जल्द से जल्द छोड़ दें क्यों कि धूम्रपान छोड़ने वाले लोग धूम्रपान करने वालों की तुलना में अधिक समय तक जीवित रहते हैं।

8. शराब

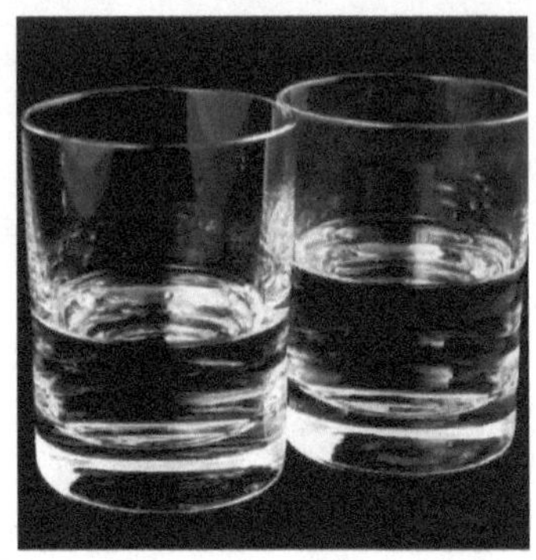

किसी भी तरह का मादक पेय आपके ब्लड प्रेशर को बढ़ा सकता है। शराब आपके ब्लड प्रेशर की दवाओं की प्रभावशीलता में हस्तक्षेप करता है। वास्तव में, एक ड्रिंक भी आपके ब्लड प्रेशर की दवाओं के काम करने के तरीके को बदल सकता है और ब्लड प्रेशर की दवाओं के दुष्प्रभावों को बढ़ा सकता है।

शराब कोर्टिसोल (तनाव हार्मोन) के स्तर को बढ़ाकर ब्लड प्रेशर को बढ़ाता है। शराब हाई ब्लड प्रेशर के लिए जिम्मेदार हार्मोन एंजियोटेंसिन II के उत्पादन को उत्तेजित करता है और इन्फ्लेमेशन को बढाता है जिससे शरीर में नाइट्रिक ऑक्साइड का उत्पादन कम होता है। शराब कैलोरी में उच्च है और वजन बढ़ाने में योगदान देता है। मोटापा हाई ब्लड प्रेशर का एक जोखिम कारक है। अगर आप हाई ब्लड प्रेशर से बचना चाहते हैं तो शराब का सेवन पूरी तरह से छोड़ दें।

9. चीनी

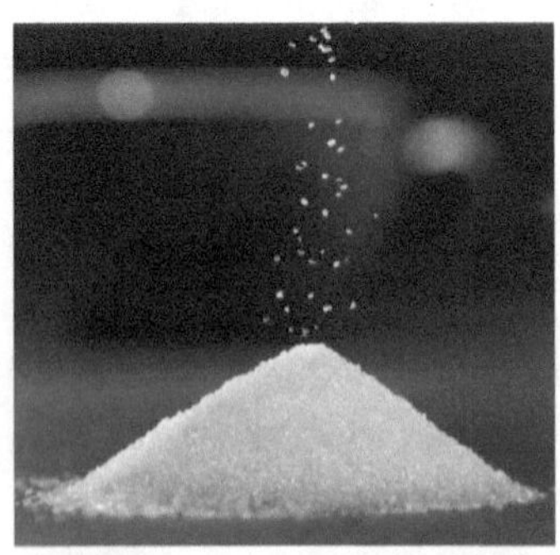

यह आपको आश्चर्यचकित कर सकता है कि ज्यादा चीनी का सेवन हाई ब्लड प्रेशर से जुड़ा हुआ है। न केवल इसलिए कि चीनी मोटापे को बढ़ाती है, बल्कि यह एक अलग तंत्र के माध्यम से भी हाई ब्लड प्रेशर का कारण बनती है। ज्यादा चीनी का सेवन शरीर में यूरिक एसिड को बढ़ाता है, जो ऑक्सीडेटिव स्ट्रेस को प्रेरित करता है और नाइट्रिक ऑक्साइड (रक्त वाहिकाओं को चौड़ा करने के लिए महत्वपूर्ण) की उपलब्धता

को कम करता है। चीनी किडनी में रेनिन गतिविधि और एंजियोटेंसिन गतिविधि दोनों को सक्रिय करती है। नाइट्रिक ऑक्साइड को कम करने के साथ ही एंजियोटेंसिन हार्मोन की गतिविधि में वृद्धि करके ये ब्लड वैसल्स को सिकोड़ती है, जिससे हाई ब्लड प्रेशर होता है। चीनी में कोई न्युट्रिशन नहीं होते है, यह सिर्फ कैलोरी ही देती है और शरीर में कोलेस्ट्रॉल को बढ़ाती है। बढ़ा हुआ कोलेस्ट्रॉल आपकी आर्टरीज़ के अंदर प्लाक का निर्माण करता है, और आर्टरीज़ सख्त और सिकुड़ जाती हैं। नतीजतन, आपके दिल को आर्टरीज़ के माध्यम से रक्त पंप करने के लिए बहुत अधिक मेहनत करनी पड़ती है, इससे आपका ब्लड प्रेशर बढ़ जाता है।

10. पैकेट बंद खाना

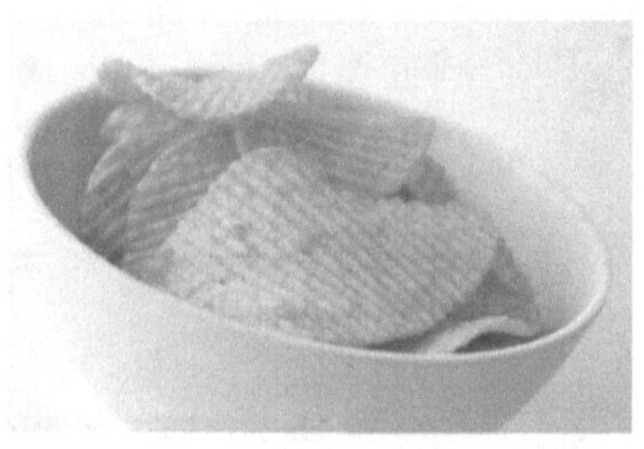

आलू के चिप्स, पॉपकॉर्न, सेव, केले के चिप्स और अन्य पैकेट वाले स्नैक्स में बहुत सारा नमक होता है। अधिक फ्लेवर मतलब अधिक नमक। साल्टेड, क्रीम एंड अनियन जैसे फ्लेवर्स में नमक की मात्रा अधिक होती है। इसके अतिरिक्त, ये सैचुरेटेड और ट्रांस फैट, चीनी, और अन्य कम फाइबर वाले कार्बोहाइड्रेट में उच्च होते हैं। पैकेट वाले स्नैक्स का ज्यादा सेवन करने से शरीर में ख़राब कोलेस्ट्रॉल (एलडीएल) बढ़ जाता है। उच्च एलडीएल स्तर ब्लड वैसल्स में कोलेस्ट्रॉल प्लाक के गठन का कारण बनता है जो रक्त के प्रवाह को रोकता है और अंततः हृदय रोग के विकास का कारण बनता है। आपको स्नैक्स खाना पूरी तरह से बंद करने की ज़रूरत नहीं है, लेकिन इसकी मात्रा और आवृत्ति को सीमित करें।

2.3 10 खाद्य पदार्थ जो ब्लड प्रेशर की दवाओं की तरह आपके ब्लड प्रेशर को कम करते हैं

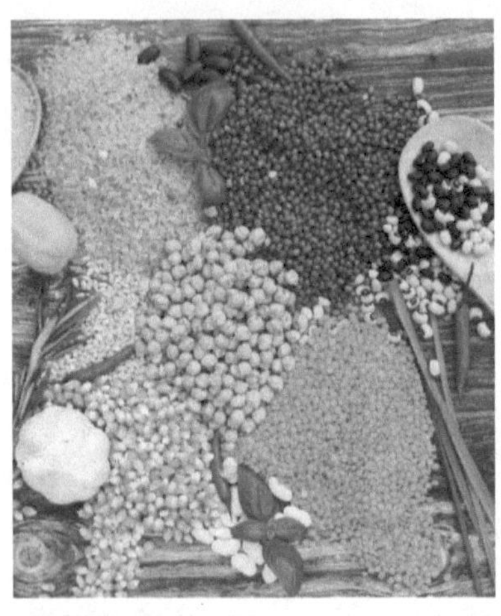

कुछ खाद्य पदार्थ प्राकृतिक रूप से ब्लड प्रेशर को कम करते हैं। इन खाद्य पदार्थों को अपने आहार में शामिल करने से हाई ब्लड प्रेशर के रिस्क को काफी कम किया जा सकता है। सोडियम में कम और पोटेशियम, मैग्नीशियम, नाइट्रेट और फाइबर से भरपूर आहार हाई ब्लड प्रेशर को रोकने और नियंत्रित करने में मदद करता है।

नीचे शीर्ष 10 खाद्य पदार्थ दिए गए हैं जो ब्लड प्रेशर की दवाओं की तरह काम करते हैं और आपके ब्लड प्रेशर को कम करते हैं:

1. पत्तेदार हरी सब्जियाँ

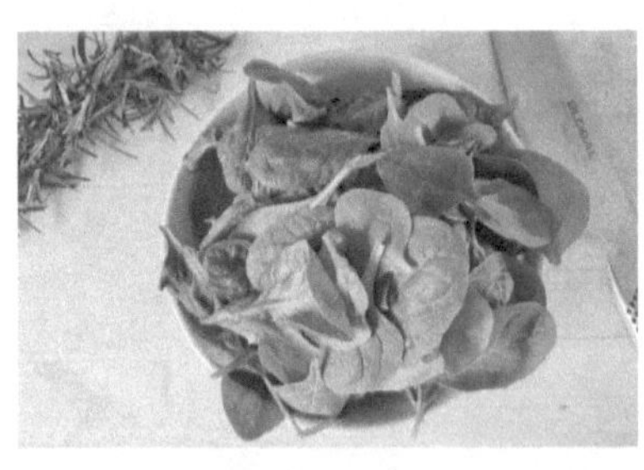

पालक, केल और पत्ता गोभी जैसी पत्तेदार हरी सब्जियाँ पोषण से भरपूर होती हैं। ये पोटेशियम, मैग्नीशियम, नाइट्रेट्स और फाइबर से भरपूर होती हैं। कम पोटेशियम का सेवन हाई ब्लड प्रेशर के जोखिम कारकों में से एक है। पत्तेदार हरी सब्जियों में पोटेशियम की मात्रा सोडियम को शरीर से बाहर निकाल देती है। मैग्नीशियम कैल्शियम चैनल ब्लॉकर (ब्लड प्रेशर की दवाओं का एक वर्ग) के रूप में कार्य करता है, और वैसल्स की इलास्टिसिटी और प्रतिक्रियाशीलता को संशोधित करके ब्लड वैसल्स

को फैलाता है। नतीजतन, रक्त आपके वैसल्स के माध्यम से बिना किसी प्रतिबंध के बहता है और आपके ब्लड प्रेशर को कम करता है।

इसके अलावा, पत्तेदार साग में मौजूद नाइट्रेट वासोडाइलेशन को प्रेरित करता है। आपके मुँह में मौजूद एक तरह के बैक्टीरिया ओरल कॉमेन्सल, नाइट्रेट को नाइट्राइट में परिवर्तित करते हैं। फिर यह आपके रक्त में नाइट्रिक ऑक्साइड में परिवर्तित हो जाता है, जो आपकी ब्लड वैसल्स की चिकनी मांसपेशियों को आराम देता है और उन्हें फैलाता है, जिससे रक्त का प्रवाह आसान हो होता है। एंटीबैक्टीरियल माउथवॉश का उपयोग न करें क्योंकि यह नाइट्रेट के नाइट्राइट रूपांतरण को कम कर देता है, और आपको नाइट्रिक ऑक्साइड के ब्लड प्रेशर कम करने वाले लाभ नहीं मिलते हैं।

2. चुकंदर

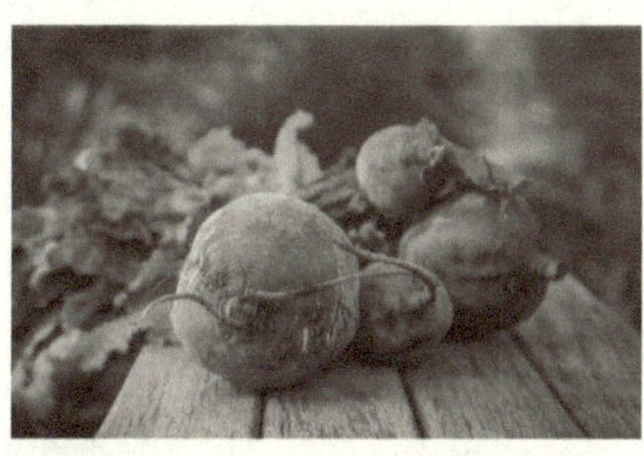

चुकंदर एक प्रसिद्ध शक्तिशाली वैसोडाइलेटर (ब्लड वैसल्स को चौड़ा करने वाला) है। इसमें अधिक मात्रा में नाइट्रेट होता है। आपका शरीर इस सब्जी में मौजूद नाइट्रेट को नाइट्रिक ऑक्साइड में बदल देता है। नाइट्रिक ऑक्साइड ब्लड वैसल्स को चौड़ा करता है, जिससे ब्लड प्रेशर कम होता है। पूर्ण लाभ के लिए कच्चे चुकंदर का रस पिएँ क्योंकि कच्चे चुकंदर पके हुए की तुलना में अधिक लाभकारी होते हैं। शोध बताते हैं कि कच्चे चुकंदर का रस पीने के कुछ ही घंटों के भीतर सिस्टोलिक ब्लड प्रेशर कम हो जाता है।

3. लहसुन

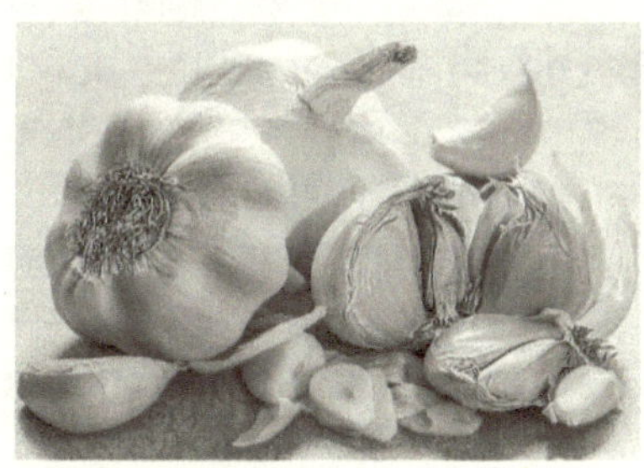

रोजाना लहसुन खाने से आपका ब्लड प्रेशर कम होता है। लहसुन में मौजूद ऑर्गोसल्फर कंपाउंड वासोडाइलेशन और निम्न ब्लड प्रेशर को बढ़ावा देते हैं। लहसुन विभिन्न क्रियाओं के माध्यम से ब्लड प्रेशर को कम करता है। लहसुन का सेवन हाइड्रोजन सल्फाइड

उत्पादन को बढ़ाता है और एंडोथेलियल नाइट्रिक ऑक्साइड के नियमन को बढ़ाता है, जो ब्लड वैसल्स को रिलैक्स करता है और वासोडाइलेशन को प्रेरित करता है, नतीजतन, आपका ब्लड प्रेशर कम हो जाता है। लहसुन एंजियोटेंसिन-कनवर्टिंग-एंजाइम (एसीई) को रोककर एंजियोटेंसिन-II के उत्पादन को भी रोकता है।

एलिसिन एक ऑर्गोसल्फर कंपाउंड है जो लहसुन को कुचलने या काटने पर निकलता है। एलिसिन अत्यधिक अस्थिर होता है। पकने से एलिसिन का क्षरण तेज हो जाता है, और माइक्रोवेव करने से यह पूरी तरह से नष्ट हो जाता है। इसलिए लहसुन को खच्चा खाना ही ब्लड प्रेशर के लिए सबसे ज्यादा लाभकारी है।

रोजाना खाली पेट ताज़ी कूची हुई लहसुन की एक कली खाएँ, इससे आपका ब्लड प्रेशर प्राकृतिक रूप से कम हो जाएगा। लेकिन ध्यान रखें कि कच्चा लहसुन काफी तीखा होता है और जलन पैदा कर सकता है, इसलिए इसे लंबे समय तक अपने मुँह में न रखें। लहसुन का बहुत अधिक सेवन जलन और पाचन में परेशानी कर सकता है। यदि आप जलन महसूस करते हैं तो रोजाना के बजाय इसे सप्ताह में 2 से 3 बार ही खाएँ।

4. खीरा

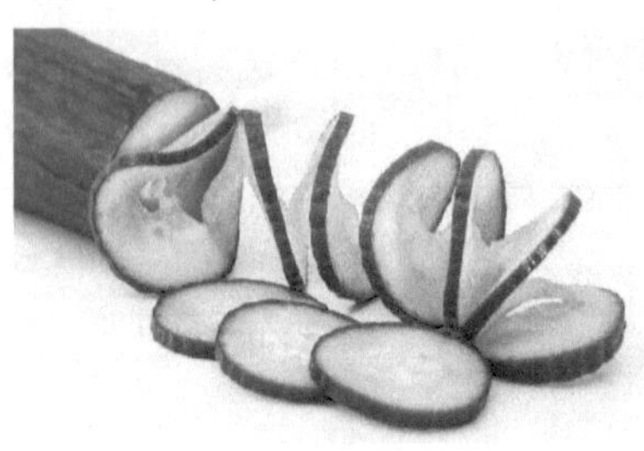

खीरा पोटेशियम से भरपूर होता है, जो ब्लड प्रेशर को नियंत्रित करने में महत्वपूर्ण भूमिका निभाता है। आपके शरीर में अतिरिक्त सोडियम किडनी की पानी निकालने की क्षमता को कम कर देता है। फलस्वरूप आपके शरीर में तरल पदार्थ जमा होने लगता है जो आपके ब्लड प्रेशर को बढ़ाता है। पोटेशियम सोडियम के प्रतिकूल प्रभावों को संतुलित करके ब्लड प्रेशर को कम करता है। जितना अधिक पोटेशियम आप खाते हैं, उतना ही अधिक सोडियम आप यूरिन के माध्यम से बाहर निकालते है। इसके अलावा खीरा एक डाइयूरेटिक है। यह आपके यूरिन उत्पादन को बढ़ाकर शरीर से सोडियम को बाहर निकालता है, और शरीर में द्रव संतुलन बनाए रखता है, जिससे ब्लड प्रेशर को नियंत्रित रखने में मदद मिलती है। सलाद और रायते में खीरा का प्रयोग करें या खीरे के रस का सेवन करें।

5. केला

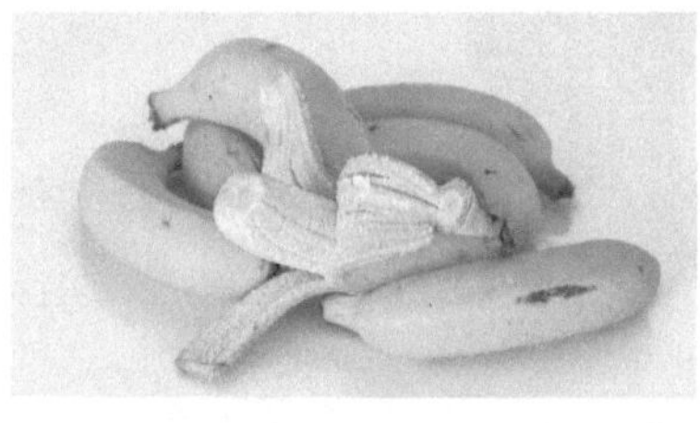

ब्लड प्रेशर के शायद सबसे अधिक अनुकूल और जाने-माने फल केले के अलावा पोटेशियम का बेहतर स्रोत और क्या हो सकता है! पोटेशियम युक्त खाद्य पदार्थ खाने से आपके शरीर में सोडियम का स्तर कम होता है। यह यूरिन उत्पादन को बढ़ाकर फ्लूइड रिटेंशन (शरीर में तरल की अधिकता) और ब्लड प्रेशर को कम करता है। पोटेशियम एक वैसोडाइलेटर के रूप में भी काम करता है जो आपके ब्लड वैसल्स की दीवारों में तनाव को कम करता है, जिससे ब्लड प्रेशर को निम्न रखने में मदद मिलती है। केला स्वास्थ्यप्रद फलों में से एक है क्योंकि इसमें कैलोरी बहुत कम होती है और इसमें पानी की मात्रा अधिक होती है।

6. नींबू पानी

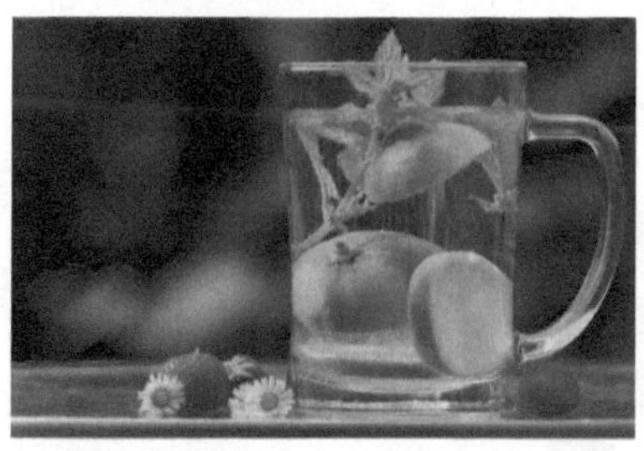

नींबू हाई ब्लड प्रेशर के लिए एक उत्कृष्ट उपाय है क्योंकि यह ब्लड वैसल्स को नरम और लचीला रखने में मदद करता है और किसी भी कठोरता को दूर करके उन्हें लचीला बनाता है। इससे ब्लड प्रेशर कम रहता है। नींबू विटामिन सी से भरपूर है जो एक एंटीऑक्सीडेंट के रूप में काम करता है और इसका शरीर में डाइयूरेटिक प्रभाव होता है। यह आपके शरीर से अतिरिक्त तरल पदार्थ को निकाल कर ब्लड प्रेशर को कम करता है। इसके अलावा, विटामिन सी शरीर में नाइट्रिक ऑक्साइड के सामान्य स्तर को बनाये रखने में मदद करता है जो ब्लड वैसल्स को आराम देता है और सामान्य और स्वस्थ ब्लड प्रेशर को बनाए रखता है। रोज सुबह खाली पेट एक गिलास गर्म नींबू पानी पीने से आपको हाई ब्लड प्रेशर को दूर रखने में मदद मिलती है। यदि आप ब्लड प्रेशर की दवाओं पर हैं, तो अपने आहार में नींबू जैसे खट्टे फलों को शामिल करने से पहले अपने चिकित्सक और फार्मासिस्ट से परामर्श करें क्योंकि खट्टे फल आपकी दवाओं, विशेष रूप से कैल्शियम ब्लॉकर्स दवाओं के साथ परस्पर क्रिया कर सकते हैं।

7. शहद

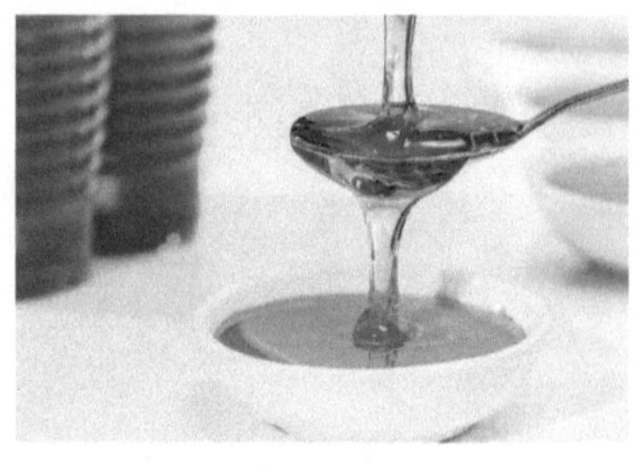

शहद में ऐसे एंटीऑक्सीडेंट कंपाउंड्स होते हैं जो निम्न ब्लड प्रेशर से जुड़े हैं। मोटापा और अस्वास्थ्यकर जीवनशैली आपके शरीर में ऑक्सीडेटिव स्ट्रेस का कारण बनती है जो शरीर में उपलब्ध वैसोडाइलेटरी एजेंट नाइट्रिक ऑक्साइड को कम करती है। शहद में मौजूद एंटीऑक्सिडेंट शरीर में ऑक्सीडेटिव स्ट्रेस को कम करके नाइट्रिक ऑक्साइड के स्तर को उच्च रखने में मदद करते हैं। नाइट्रिक ऑक्साइड आपके ब्लड वैसल्स को आराम देता है और उन्हें चौड़ा करके ब्लड प्रेशर को कम करने में मदद करता है। रोजाना एक चम्मच शहद लें या इसे अपने सुबह के नींबू पानी में मिलाएँ। ध्यान रहे कि आप ऑर्गेनिक शहद खाएँ, प्रोसेस्ड नहीं। शहद को कभी गर्म न करें। शहद को गर्म करने से शहद के लाभकारी एंजाइम, विटामिन और मिनरल्स नष्ट हो जाते हैं।

8. मेवे

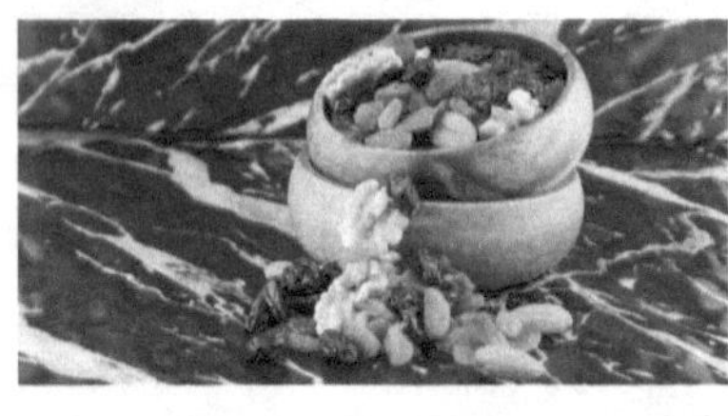

बादाम, काजू और अखरोट जैसे मेवे मैग्नीशियम, फाइबर और प्रोटीन से भरपूर होते हैं। मैग्नीशियम एक इलेक्ट्रोलाइट है जो हाई ब्लड प्रेशर को कम करने में मदद करता है। मैग्नीशियम एक प्राकृतिक कैल्शियम चैनल ब्लॉकर है, यह नाइट्रिक ऑक्साइड और प्रोस्टेसाइक्लिन जैसे वैसोडाइलेटर के उत्पादन को उत्तेजित करता है। ये वैसोडाइलेटर ब्लड वैसल्स को फैलाते हैं और ब्लड प्रेशर को कम करते हैं। मेवों में हृदय के स्वास्थ्य को बढ़ावा देने वाले फैट होते हैं जो कोलेस्ट्रॉल के स्तर को कम करते हैं। मैग्नीशियम के ओवरडोज (अधिमात्रा) के जोखिम से बचने के लिए, मैग्नीशियम को सप्लीमेंट्स के माध्यम से नहीं, बल्कि अपने भोजन के माध्यम से प्राप्त करें। हर दिन नट्स खाना सुनिश्चित करें।

9. मेथी दाने

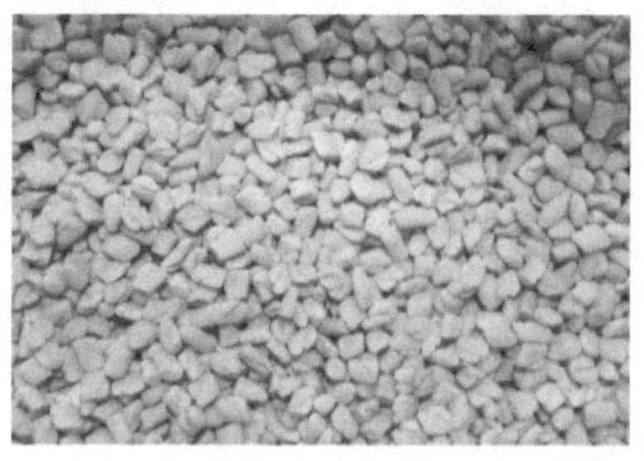

स्वस्थ ब्लड प्रेशर बनाए रखने के लिए मेथी का पानी पीना आपके लिए सबसे प्रभावी तरीकों में से एक हो सकता है। मेथी के पत्तों और दानों में उच्च मात्रा में फाइबर होते हैं। फाइबर से भरपूर आहार को ब्लड प्रेशर के स्थिर स्तर से जोड़ा गया है। फाइबर पचने में कठिन होते हैं। यह आंत में एक चिपचिपा जेल बनाते हैं जो शुगर और फैट को रक्तप्रवाह में अब्सॉर्ब होना कठिन बनाता है, शरीर में कोलेस्ट्रॉल के स्तर को कम करता है और वजन बढ़ने से रोकता है। इसके अलावा, मेथी के पत्तों और दानों में सोडियम का स्तर कम होता है, जो इसे हाई ब्लड प्रेशर वाले लोगों के लिए एक आदर्श भोजन बनाता है।

एक चम्मच मेथी के दाने लें और उन्हें एक गिलास पानी में रात भर के लिये भिगो दें। अगली सुबह पानी से मेथी दाने निकाल दें और खाली पेट मेथी का पानी पी लें। मेथी दानों को पीसकर बारीक पेस्ट बना लें और इसे खाना पकाने में इस्तेमाल करें। ऐसा कम से कम दो से तीन महीने तक करें और खुद सकारात्मक परिणाम देखें।

ईट सो व्हॉट! स्वस्थ रहने के स्मार्ट तरीके किताब में पढ़े "बेहतर पाचन के लिए 10 फाइबर से भरपूर खाद्य पदार्थ।"

10. फलियाँ

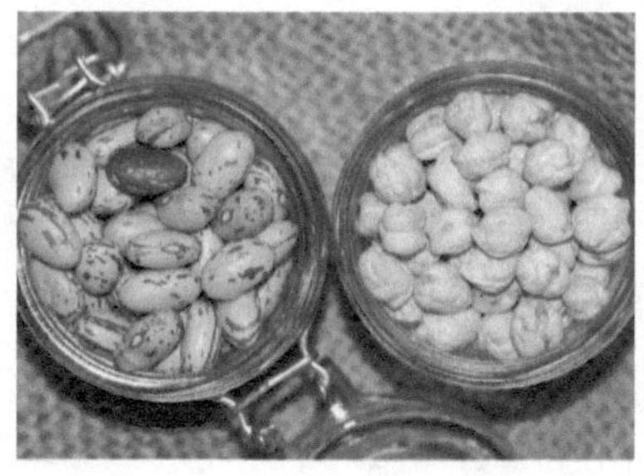

फलियाँ जैसे दाल, छोले, राजमा और सोयाबीन पोटेशियम, मैग्नीशियम और फाइबर से भरपूर होते हैं। ये पोषक तत्व स्वस्थ और सामान्य ब्लड प्रेशर बनाए रखते हैं। फलियों में मौजूद पोटेशियम और मैग्नीशियम फ्लूइड रिटेंशन को रोकते हैं और यूरिन उत्पादन

को बढ़ाकर सोडियम के स्तर को कम करते हैं। फलियों में मौजूद घुलनशील फाइबर कोलेस्ट्रॉल के कणों से जुड़ जाते हैं और उन्हें शरीर से बाहर निकाल देतें हैं, जो समग्र कोलेस्ट्रॉल के स्तर को कम करने में मदद करता है। ये वजन बढ़ने के जोखिम को कम करते हैं और ब्लड वैसल्स के स्वास्थ्य में सुधार करते हैं।

इसे कैसे लागू किया जाए?

अब जब आप हाई ब्लड प्रेशर से जुड़ी तमाम बातें जानते हैं, जैसे कि ब्लड प्रेशर कैसे काम करता है, हाई ब्लड प्रेशर की स्थिति में आपके शरीर में वास्तव में क्या गलत होता है, इसके जोखिम कारक क्या हैं, और आपको अपने आहार में क्या शामिल करना चाहिए, तो अब सवाल यह उठता है कि इसे लागू कैसे किया जाए?

यदि आप स्वस्थ हैं, आपको हाई ब्लड प्रेशर नहीं है और ना ही आपके पारिवारिक इतिहास में किसी को भी हाई ब्लड प्रेशर की समस्या हुई है तो उन खाद्य पदार्थों को अपने डाइट में जोड़ना शुरू करें जो आपको जीवन के आगे के चरण में हाई ब्लड प्रेशर से बचा सकते हैं। ऊपर बताए गए खाद्य पदार्थों में से उन खाद्य पदार्थों से शुरू करें जो आपकी पसंद के हैं, फिर धीरे-धीरे अपने आहार में थोड़ा-थोड़ा उन खाद्य पदार्थों को शामिल करें जिन्हें आप ज्यादा पसंद नहीं करते हैं, कुछ समय के बाद आप उन्हें खाने के भी अभ्यस्त हो जाएंगे। आपको अपने आहार में शकरकंद, प्याज और अनार भी शामिल करना चाहिए। ये खाद्य पदार्थ हाई ब्लड प्रेशर को रोकने में बहुत प्रभावी हैं। ऐसे खाद्य पदार्थ की खपत को सीमित करें जिससे हाई ब्लड प्रेशर की संभावना बढ़ जाती है। यदि आप धूम्रपान करते हैं, तो इसे छोड़ दें। अपनी शराब की खपत को सीमित करें।

यदि आपको हाई ब्लड प्रेशर नहीं है पर आपका हाई ब्लड प्रेशर का पारिवारिक इतिहास है तो ज्यादा नमक युक्त भोजन खाने से सख्ती से परहेज़ करें। हाई ब्लड प्रेशर का पारिवारिक इतिहास होने के कारण आपके हाई ब्लड प्रेशर का रिस्क बढ़ जाता है। धूम्रपान और किसी भी मादक पेय को पूरी तरह से पीना छोड़ दें ताकि हाई ब्लड प्रेशर की संभावना न बढ़े। ऊपर बताए गए खाद्य पदार्थों का सेवन करें जो प्राकृतिक रूप से हाई ब्लड प्रेशर को रोकते हैं। अपने आहार में शकरकंद और अनार को भी शामिल करें, लेकिन यदि आपका डायबिटीज़ का भी पारिवारिक इतिहास है, तो अपने चीनी के सेवन के साथ-साथ मीठे फलों का सेवन भी सीमित करें।

यदि आपको हाई ब्लड प्रेशर है तो आपको पोटेशियम युक्त भोजन करना चाहिए। सबसे अच्छा तरीका है कि उपरोक्त सभी निवारक खाद्य पदार्थों को नोट करें और अपने डॉक्टर और फार्मासिस्ट से पूछें:

मैं अपने आहार में इन खाद्य पदार्थों को शामिल करना चाहता हूँ, क्या ये सभी मेरी हाई ब्लड प्रेशर की स्थिति के लिए सुरक्षित हैं? क्या कोई खाद्य पदार्थ है जो मेरी दवा के कार्य को उत्तेजित कर सकता है? वे आपके ब्लड प्रेशर के स्तर और अन्य स्वास्थ्य जटिलता पर विचार करते हुए आपको सबसे अच्छी सलाह प्रदान करेंगे। उन्हें सूचित करें अगर आपको डायबिटीज़ और आर्थराइटिस जैसी अन्य स्वास्थ्य समस्याएं भी हैं। यदि आपको डायबिटीज़ है तो मीठे खाद्य पदार्थ को सिमित करें, यदि आपको आर्थराइटिस है, तो अपने खट्टे खाद्य पदार्थ के सेवन को सीमित करें। तीन महीने तक इन खाद्य पदार्थों को अपने आहार में शामिल करने के बाद, अपने डॉक्टर से पूछें कि क्या मेरी ब्लड प्रेशर की स्थिति में सुधार हुआ है? क्या मुझे दवाओं की समान खुराक की आवश्यकता है या अब मुझे कम खुराक कि आवश्यकता है? लेकिन ध्यान रखें एक बार जब आपने अपने ब्लड प्रेशर को नियंत्रित कर लिया है, तो भी हाई ब्लड प्रेशर को रोकने वाले खाद्य पदार्थों को खाना जारी रखें। यह आजीवन खाने की आदत होनी चाहिए, अल्पकालिक अभ्यास नहीं।

प्रमुख बिंदुओं पर ध्यान दें:

✓ नमक का सेवन कम करें। यह शरीर में अतिरिक्त तरल पदार्थ के संचय को बढ़ावा देता है जिससे ब्लड प्रेशर बढ़ता है।

✓ उन खाद्य पदार्थों से परहेज़ करें जो आपके शरीर में चुपचाप नमक डालते हैं। (जैसे डिब्बाबंद खाना)

✓ कम फैट और कैलोरी वाले खाद्य पदार्थ खाएँ।

✓ योग करें।

✓ सक्रिय रहें। शारीरिक गतिविधि पसीना बनाकर और टिश्यूज़ में रक्त के प्रवाह को बढ़ाकर शरीर में तरल पदार्थ के संचय को कम करती है।

✓ खूब पानी पिएँ, खासकर जिस दिन आप ज्यादा नमक का सेवन करते हैं। डिहाइड्रेशन आपके तरल पदार्थ संचय के जोखिम को बढ़ाता है।

✓ तनाव न लें।

✓ मैदे की जगह साबुत अनाज खाएँ।

✓ अपने गेहूँ के आटे में 10:2 के अनुपात में जौ का आटा मिलाएँ। 1 किलो गेहूँ के आटे में 200 ग्राम जौ का आटा मिलाएँ।

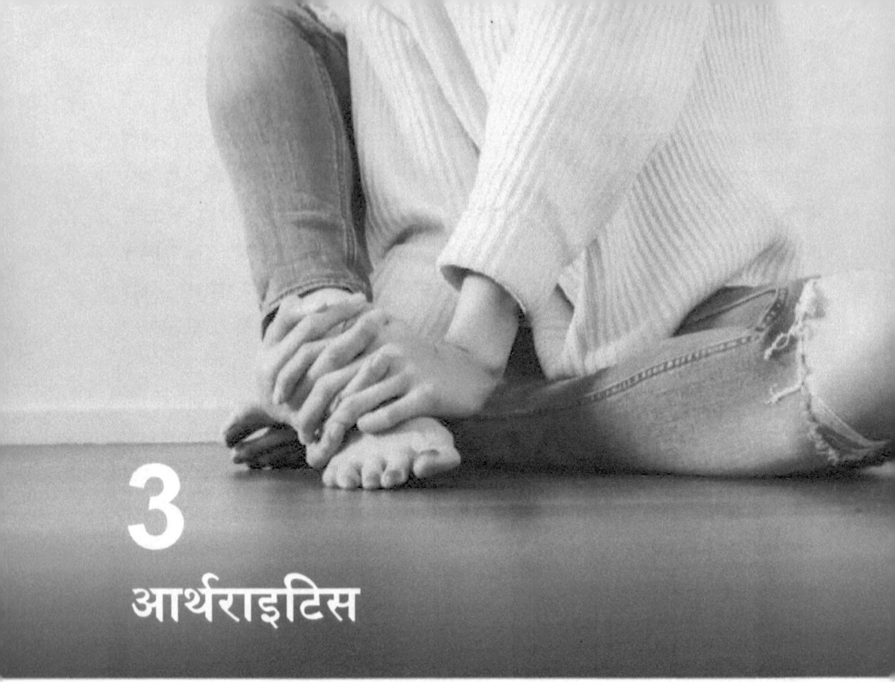

3.1 आर्थराइटिस के बारे में सब कुछ जो आपको जानना जरूरी है

किसी भी बीमारी को रोकने के लिए सबसे पहले आपको उस बीमारी का संपूर्ण ज्ञान होना चाहिए। जैसे कि यह बीमारी आपके शरीर को कैसे प्रभावित करती है, आपका शरीर किस तरह से बीमारी के प्रति प्रतिक्रिया कर रहा है, किसी बीमारी को प्रबंधित करते समय किन खास बातों का आपको ध्यान रखना चाहिए। किसी भी बीमारी के प्रबंधन में भोजन और जीवनशैली महत्वपूर्ण भूमिका निभाते हैं। एक बीमारी की स्थिति में, शरीर को पहले से ही जो नुकसान हो चुका है वह हमारे नियंत्रण से बाहर है। लेकिन बीमारी के प्रसार को सीमित करना और इसके प्रभाव को पलटना हमारे हाथों में है।

तो, आइए देखें कि आर्थराइटिस से कैसे बचा जा सकता है और इसे कैसे प्रबंधित किया जा सकता है।

आर्थराइटिस/गठिया क्या है?

यह एक जोड़ों की बीमारी है जिसमें कठोरता और जोड़ों के दर्द के साथ सूजन होती है। यह बीमारी एक या एक से अधिक जोड़ों में हो सकती है। जहाँ शरीर में दो अलग-अलग हड्डियाँ अंगों को संचालित करने के उद्देश्य से मिलती हैं उसे जोड़ या जॉइंट्स कहा जाता है।

आर्थराइटिस/गठिया के प्रकार

आर्थराइटिस 100 से अधिक प्रकार के होते हैं। दो सबसे आम आर्थराइटिस के प्रकार हैं:

ऑस्टियोआर्थराइटिस (OA)

रूमेटाइड आर्थराइटिस (RA)

ऑस्टियोआर्थराइटिस (OA)

कार्टिलेज (उपास्थि) के टूटने को ऑस्टियोआर्थराइटिस कहा जाता है। कार्टिलेज सुरक्षात्मक कठोर और फिसलनदार टिश्यू है जो हड्डियों के उस सिरे को ढंकता है जहाँ दो हड्डियाँ एक जोड़ बनाती हैं। कार्टिलेज हड्डियों के सिरों को गद्देदार सुरक्षा परत देता है और आसानी से और घर्षण रहित चलने फिरने में मदद करता है। जब यह सुरक्षात्मक परत क्षतिग्रस्त हो जाती है, तो परिणामस्वरुप हड्डियों के बीच घर्षण होता है। निरंतर घर्षण से दर्द उतपन्न होता है और चलने फिरने में परेशानी होती है। ऑस्टियोआर्थराइटिस मुख्य रूप से हाथों, गर्दन, घुटनों, कूल्हों या पीठ के निचले हिस्से में होता है।

ऑस्टियोआर्थराइटिस के कारण

- जोड़ों या लिगमेंट्स में चोट
- जोड़ों में इन्फेक्शन
- डायबिटीज़
- मोटापा
- महिलाओं में एस्ट्रोजन हार्मोन का निम्न स्तर (मुख्य रूप से मेनोपॉज़ के बाद)

रूमेटाइड आर्थराइटिस (RA)

रूमेटाइड आर्थराइटिस (RA) एक क्रोनिक ऑटोइम्यून बीमारी है जिसमें इम्यून सिस्टम गलती से जोड़ों पर हमला करता है - मुख्य रूप से जोड़ों के परत पर (जिसे सिनोवियम कहा जाता है)। इससे प्रभावित टिश्यूज़ में और उसके आसपास जोड़ों में

इन्फ्लेमेशन होने लगता है (मतलब सूजन आ जाती है)। धीरे-धीरे इस इन्फ्लेमेशन से जोड़ नष्ट हो जाते हैं और अपना आकार और एलाइनमेंट (संरेखण) खो देते हैं।

रूमेटाइड आर्थराइटिस के लक्षण:

- जोड़ों में दर्द
- जोड़ों में सूजन
- जोड़ों में जकड़न, आमतौर पर सुबह में
- थकान
- बुखार
- जोड़ों का लाल होना
- जोड़ों के आकृति में परिवर्तन

किन्हें रूमेटाइड आर्थराइटिस होने का खतरा होता है:

- 55 साल से अधिक उम्र के वयस्क
- ज्यादातर महिलाएँ
- मोटे लोग

आर्थराइटिस की दवाएँ क्या करती हैं?

रूमेटाइड आर्थराइटिस (RA) की दवाएँ वास्तव में आर्थराइटिस का इलाज नहीं करती हैं, पर ये आपके शरीर में आर्थराइटिस से होने वाले नुकसान को धीमा कर सकती हैं। कैसे?

- दर्द को कम करके
- और इन्फ्लेमेशन को कम करके

प्रोस्टाग्लैंडिंस वो रसायन होते हैं जो दर्द, इन्फ्लेमेशन, सूजन और बुखार को बढ़ावा देते हैं। दर्द निवारक दवाएँ जैसे नॉनस्टेरॉइडल एंटी-इंफ्लेमेटरी ड्रग्स (एनएसएआईडी), कॉक्स-2 नामक एक एंजाइम को ब्लॉक करके और प्रोस्टाग्लैंडिंस के उत्पादन को कम करके दर्द और सूजन को कम करती हैं।

जबकि दवाओं का एक और वर्ग, रोग-प्रतिशोधी दवायें (DMARDs) इम्यून सिस्टम की प्रतिक्रिया को कम करके रूमेटाइड आर्थराइटिस के प्रसार को धीमा करती हैं।

इन दवाओं के साथ समस्या यह है कि उनके गंभीर दुष्प्रभाव हो सकते हैं। आर्थराइटिस की स्थिति को खाद्य चिकित्सा के साथ आसानी से प्रबंधित किया जा सकता है। हमारा मकसद हमारे आहार में ऐसे खाद्य पदार्थों को शामिल करना है जो प्राकृतिक कॉक्स-2 ब्लॉकर है और ऐसे खाद्य पदार्थों से परहेज़ करना है जो शरीर में इन्फ्लेमेशन को बढ़ावा देते हैं।

आहार द्वारा आर्थराइटिस का रोकथाम और नियंत्रण

आहार का आर्थराइटिस की स्थिति पर व्यापक प्रभाव पड़ता है। कुछ खाद्य पदार्थ या तो शरीर में फ्री रेडिकल्स को बढ़ाकर या इन्फ्लेमेशन करने वाले प्रोटीन को रिलीज़ करके शरीर में इन्फ्लेमेशन को बढ़ाते हैं। शरीर में इन्फ्लेमेशन करने वाले किसी भी भोजन से परहेज़ करके आप आर्थराइटिस/गठिया रोग से बच सकते हैं। लेकिन, इसके लिए आपको उन खाद्य पदार्थों के प्रकार को जानना होगा जो सूजन या दर्द को बढ़ाते हैं। इसके विपरीत कुछ खाद्य पदार्थ ऐसे भी हैं जो शक्तिशाली एंटी-ऑक्सीडेंट और एंटी-इंफ्लेमेटरी (अर्थ महत्वपूर्ण शब्दावली खंड में देखें) होते हैं। इन खाद्य पदार्थों को आर्थराइटिस के लिए सुपरफूड माना जाता है क्योंकि वे प्राकृतिक कॉक्स-2 ब्लॉकर के रूप में कार्य करते हैं और शरीर में इन्फ्लेमेशन को रोकते हैं। साथ ही ये इन्फ्लेमेशन रोकने वाले प्रोटीन के स्राव को बढ़ावा देते हैं, जो शरीर में ऑक्सीडेटिव तनाव को रोककर इन्फ्लेमेशन को कम करते हैं।

3.2 10 खान-पीन जो आर्थराइटिस के खतरे को बढ़ा सकते हैं या आपके आर्थराइटिस की स्थिति को बिगाड़ सकते हैं

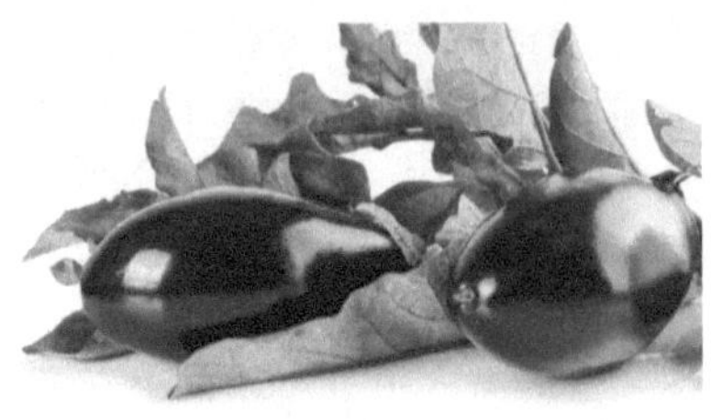

कोई भी खट्टा खाना आपके आर्थराइटिस की स्थिति को उत्तेजित कर सकता है। कई लोगों का कहना है कि कुछ खाद्य पदार्थ उनके आर्थराइटिस के दर्द को बढ़ाते हैं। यह प्रभाव हर व्यक्ति में भिन्न हो सकता है। कुछ लोगों को दर्द का अनुभव होता है, जबकि कुछ लोगों पर इन खाद्य पदार्थों का कोई प्रभाव नहीं होता है। आप स्वयं सर्वेक्षण कर सकते हैं कि आपका शरीर इन खाद्य पदार्थों के प्रति क्या प्रतिक्रिया देता है। यदि आप निम्नलिखित खाद्य पदार्थों के सेवन से दर्द का अनुभव करते हैं, तो उन्हें एक-एक करके लगभग 1-2 सप्ताह के लिए लेना बंद कर दें। यदि दर्द और जकड़न दूर हो जाती है, तो इसका मतलब है कि वह विशेष खाद्य पदार्थ आपके आर्थराइटिस को बढ़ा रहा है। इन खाद्य पदार्थों का सेवन पूरी तरह बंद न करें, लेकिन इनका सेवन संयम से करें।

नीचे वे खाद्य पदार्थ हैं जो आपके आर्थराइटिस की स्थिति को और खराब कर सकते हैं:

1. सूरजमुखी का तेल

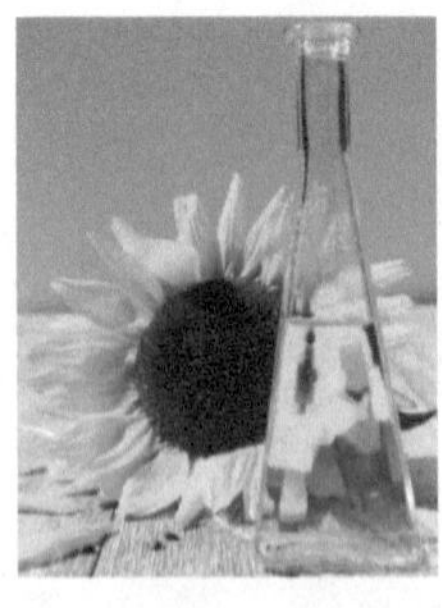

सूरजमुखी के तेल से जोड़ों में दर्द और सूजन हो सकती है। सूरजमुखी के तेल में ओमेगा-6 फैट होता है। आर्किडोनिक एसिड (एआरए) नामक एक पॉलीअनसेचुरेटेड ओमेगा-6 फैट शरीर को प्रोस्टाग्लैंडीन और ल्यूकोट्रिएन जैसे शक्तिशाली इन्फ्लेमेशन पैदा करने वाले मध्यस्थों का उत्पादन करने के लिए उकसाता है। इससे शरीर में इन्फ्लेमेशन होता है जो की आर्थराइटिस के दर्द का एक प्रमुख कारण है। पॉलीअनसेचुरेटेड तेलों में दो प्रकार

के आवश्यक फैट होते है- ओमेगा-3 फैट और ओमेगा-6 फैट। आपका शरीर स्वयं इनका उत्पादन नहीं कर सकता है, इसलिए आपको उन्हें भोजन से प्राप्त करने की आवश्यकता होती है। ओमेगा-3 फैट इन्फ्लेमेशन को कम करते हैं, जबकि ओमेगा-6 फैट इन्फ्लेमेशन बढ़ाते हैं। आपको ओमेगा-6 फैट पूरी तरह से लेना बंद करने की आवश्यकता नहीं है क्यों कि शरीर के लिए दोनों आवश्यक हैं, लेकिन रूमेटाइड आर्थराइटिस के लिए ओमेगा-6 फैट का अधिक सेवन ख़राब है। इसलिए सूरजमुखी के तेल का सेवन कम से कम करें।

2. खट्टी दही

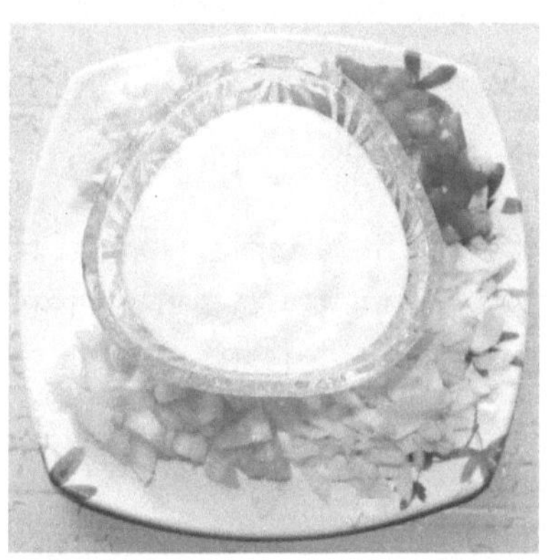

ताज़ी दही आर्थराइटिस के लिए हानिकारक नहीं है, लेकिन खट्टी दही अक्सर आर्थराइटिस के दर्द को बढ़ाती है। दही में मौजूद केसीन नामक एक प्रकार का प्रोटीन इन्फ्लेमेशन को बढ़ावा देता है, जो रूमेटाइड आर्थराइटिस का मुख्य कारण है। खट्टे दही से परहेज़ करें और हमेशा उसी दिन बनी ताज़ी दही ही खाएँ, वह भी कम मात्रा में।

3. इमली

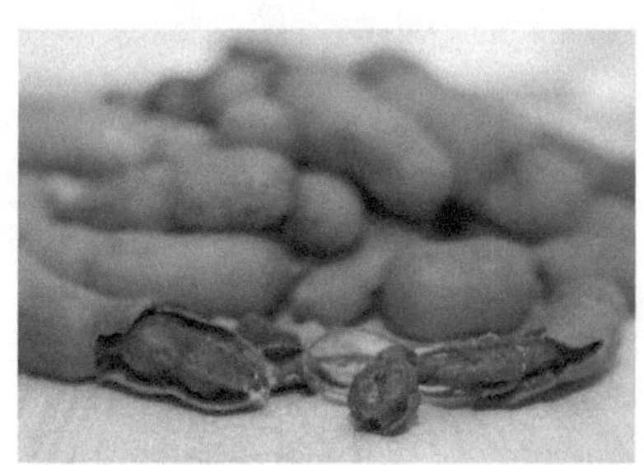

ऐसे तो इमली स्वास्थ्य के लिए बहुत फायदेमंद है लेकिन आर्थराइटिस के लिए नहीं। इस मीठे और खट्टे फल से आर्थराइटिस का दर्द और सूजन बढ़ सकता है। हालांकि अध्ययन से पता चलता है कि इमली आर्थराइटिस से होने वाले कार्टिलेज और हड्डी के क्षरण को कम करती है, लेकिन कुछ लोग इमली के सेवन से दर्द में वृद्धि का अनुभव करते हैं। यह अनुभव हर व्यक्ति में भिन्न हो सकता है। इसलिए इसका निरीक्षण आप खुद करे कि आपका शरीर इमली के प्रति कैसी प्रतिक्रिया देता है।

4. नाइटशेड परिवार की सब्जियाँ

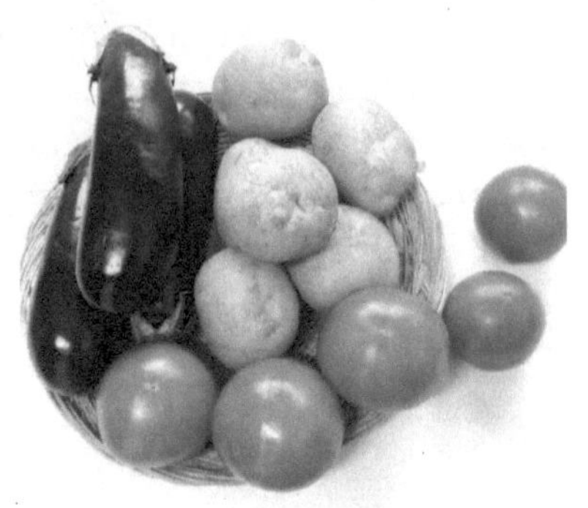

आलू और बैंगन दोनों ही नाइटशेड सब्ज़ी परिवार के सदस्य हैं। दोनों में सोलनिन नामक रसायन होता है, जिसे पौधें अपने प्राकृतिक रक्षा के रूप में उपयोग करते हैं। इसका शरीर पर टॉक्सिक प्रभाव पड़ता है और इससे पेट और नर्व्स (तंत्रिकाओं) संबंधी बीमारियाँ हो सकती हैं। लोगों का दावा है कि वे नाइटशेड सब्जियों के साथ आर्थराइटिस में दर्द और सूजन का अनुभव करते हैं, जो सोलनिन के कारण हो सकता है।

नाइटशेड परिवार की अन्य सब्जियाँ टमाटर और मिर्च हैं। यदि आप इनमें से किसी भी सब्जी का सेवन करने के बाद सूजन और दर्द का अनुभव करते हैं, तो इन सब्जियों का सेवन कम कर दें। यहाँ तक कि अगर आप दर्द का अनुभव नहीं भी करते हैं, तब भी इन सब्जियों को संयम से खाएँ।

5. उड़द दाल

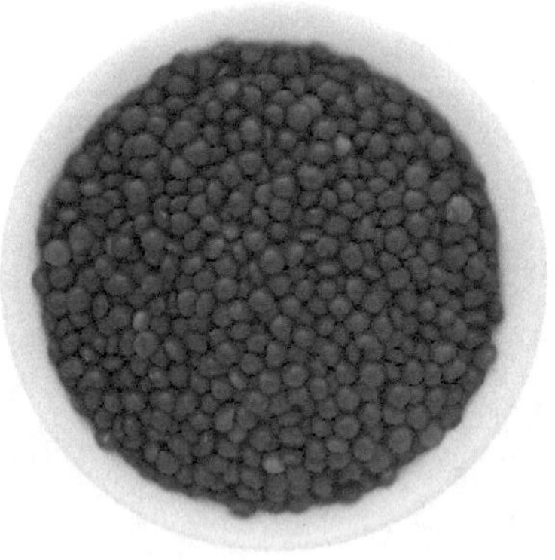

उड़द दाल इन्फ्लेमेशन बढ़ाने वाले साइटोकिन्स (IL-1β और TNF-α) को बढ़ाता है और इन्फ्लेमेशन कम करने वाले साइटोकाइन (IL-10) को घटाता है। इसका मतलब यह है कि यह शरीर में सूजन पैदा करने वाले प्रोटीन को बढ़ाता है और शरीर में सूजन को कम करने वाले प्रोटीन को कम करता है। इसके अलावा, शोध से पता चलता है कि उड़द दाल ख़ास कर बिना छिलके की उड़द दाल शरीर में एंटीऑक्सिडेंट प्रभाव को कम करते हैं। उड़द दाल को उबालने या न उबालने से इसके दुष्प्रभाव में अधिक अंतर नहीं आता है।

6. अरवी

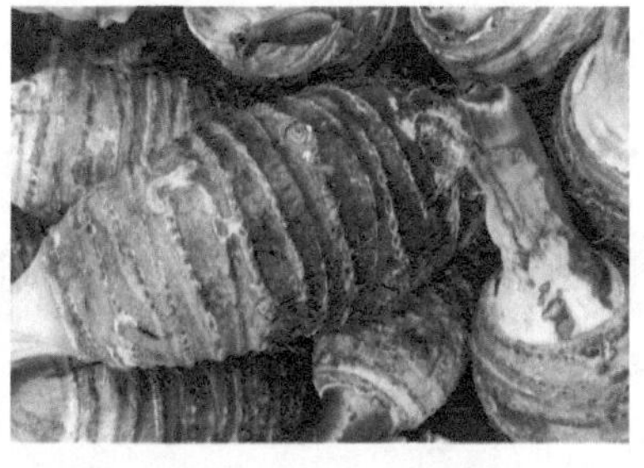

अरवी में सुई के आकार के क्रिस्टल रूप में कैल्शियम ऑक्सालेट होते हैं, जो कच्चे रूप में सेवन करने पर जलन पैदा कर सकते हैं। कई आर्थराइटिस से ग्रस्त लोगों का दावा है कि वे अरवी के सेवन के बाद सूजन और दर्द का अनुभव करते हैं। अरवी का अत्यधिक सेवन किडनी की पथरी, गाउट (एक प्रकार का गठिया) के साथ साथ अन्य स्वास्थ्य मुद्दों का कारण हो सकता है। या तो अरवी खाने से परहेज़ करें या तो इसे पकाने से पहले लम्बे समय तक अच्छी तरह से उबाल लें।

7. ठंडा पानी

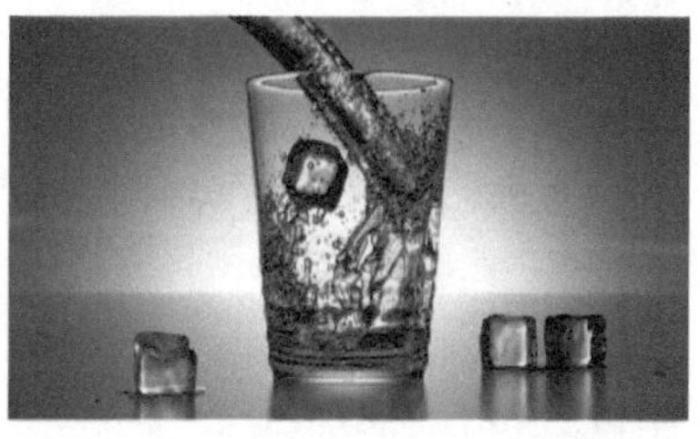

ठंडा पानी आर्थराइटिस जैसे ऑटोइम्यून बीमारी के लिए खतरनाक हो सकता है। ठंडे पानी से रक्त वाहिकाएँ कस जाती हैं और रक्त का प्रवाह प्रभावित जोड़ों के क्षेत्र में कम हो जाता है। कम रक्त प्रवाह के कारण शरीर की अशुद्धियों को साफ करने की क्षमता प्रभावित होती है और सूजन बढ़ जाती है जिसके परिणामस्वरूप दर्द होता है। कुछ भी ठंडा पीने से परहेज़ करें, चाहे वह कोल्ड ड्रिंक हो, आइस्ड टी, कोल्ड कॉफ़ी या सादा ठंडा पानी।

8. तला हुआ खाना

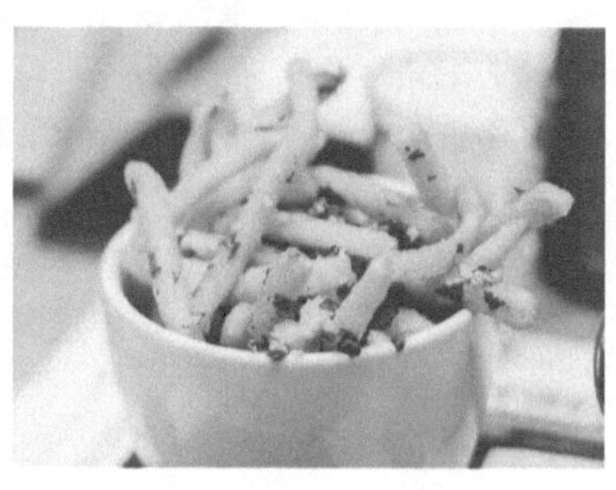

जब खाद्य पदार्थ उच्च तापमान के संपर्क में आते हैं, जैसे कि तलने, बेक करने, बारबेक्यू करने और ग्रिल करने के दौरान, तो एडवांस्ड ग्लाइकेशन एंड-प्रोडक्ट्स (एजीई) जैसे टॉक्सिन्स का उत्पादन होता

है। एजीई शरीर में आरएजीआई (एडवांस्ड ग्लाइकेशन एंड-प्रोडक्ट्स के लिए रिसेप्टर) से बंधता है और इन्फ्लेमेशन बढ़ाने वाले साइटोकिन के उत्पादन को सक्रिय करके इन्फ्लेमेशन और आर्थराइटिस का कारण बनता है।

9. प्रोसेस्ड और डिब्बाबंद खाना

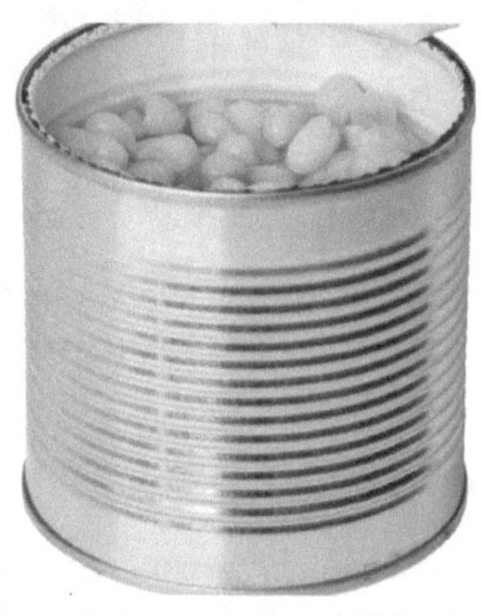

डिब्बाबंद खाने को लंबे समय तक ख़राब होने से बचाने के लिए इनमें अत्यधिक नमक और प्रिज़र्वेटिव्स (परिरक्षक) डाले जाते हैं। नमक का उच्च सोडियम आपके शरीर में इन्फ्लेमेशन बढ़ाता है। नमक का सेवन कम करने से इन्फ्लेमेशन को कम करने में मदद मिलती है। केक, बिस्कुट और चीज़ जैसे प्रोसेस्ड खाद्य पदार्थों में हाइड्रोजेनेटेड ऑयल होते हैं। इन हाइड्रोजेनेटेड ऑयल में ट्रांस फैट्स की मात्रा बहुत अधिक होती है, और यह प्रणालीगत इन्फ्लेमेशन को ट्रिगर करते हैं। आर्थराइटिस से बचाव के लिए प्रोसेस्ड और डिब्बाबंद खाद्य पदार्थों से परहेज़ करें।

10. शराब

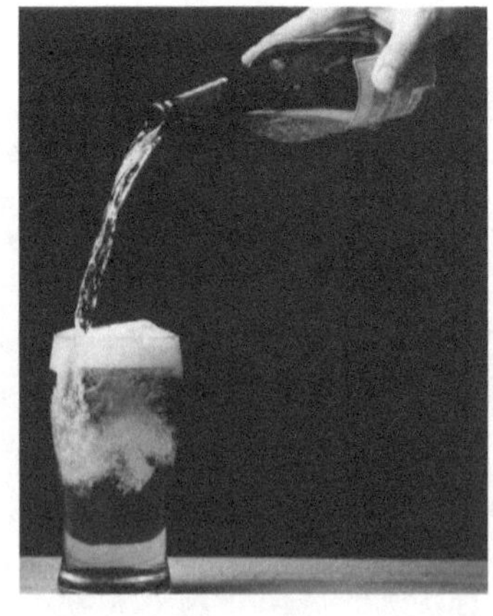

शराब पीना स्वास्थ्य के लिए हानिकारक है, आपने यह कई बार सुना होगा। शराब से शरीर में इन्फ्लेमेशन बढ़ता है, जो आर्थराइटिस के लक्षणों को बदतर कर सकता है। शराब आर्थराइटिस की दवाओं के कार्य में हस्तक्षेप करती है और आपके पेट से रक्तस्राव और अल्सर के खतरे को बढ़ा सकती है जो जानलेवा हो सकता हैं। अगर आप आर्थराइटिस की दवा ले रहे हैं तो कभी शराब न पिएँ।

निष्कर्ष

ऊपर वर्णित खाद्य पदार्थों के प्रति हर व्यक्ति की प्रतिक्रिया एक जैसी नहीं होती है। कुछ लोग इन खाद्य पदार्थों को आसानी से सहन कर लेंते हैं, जबकि दूसरों का दर्द बदतर हो जाता है। आप अपने शरीर को सबसे अच्छे से जानते हैं, आप अपने आप निरीक्षण करें। ध्यान दें कि आपने पूरे दिन क्या खाया और निरीक्षण करें कि क्या आप दर्द और सूजन में वृद्धि का अनुभव कर रहें हैं। यदि आपके आहार में उपरोक्त खाद्य पदार्थों में से कुछ भी शामिल है, तो उसे लगभग 1 से 2 सप्ताह तक खाना बंद कर दें और देखें कि क्या आपकी स्थिति में सुधार आता है। आपको बस इन खाद्य पदार्थों से परहेज़ करना है और आपका आर्थराइटिस से बचना और इसे प्रबंधित करना बहुत आसान हो जाएगा। यदि आप युवा हैं, स्वस्थ हैं और आपके परिवार में आर्थराइटिस का कोई इतिहास नहीं है, तो ऊपर बताए गए खाद्य पदार्थों का सेवन सीमित करें और आर्थराइटिस आपको जीवन में कभी छू भी नहीं पाएगा।

3.3 10 खाद्य पदार्थ जो आर्थराइटिस से बचने और नियंत्रित करने में मदद करते हैं

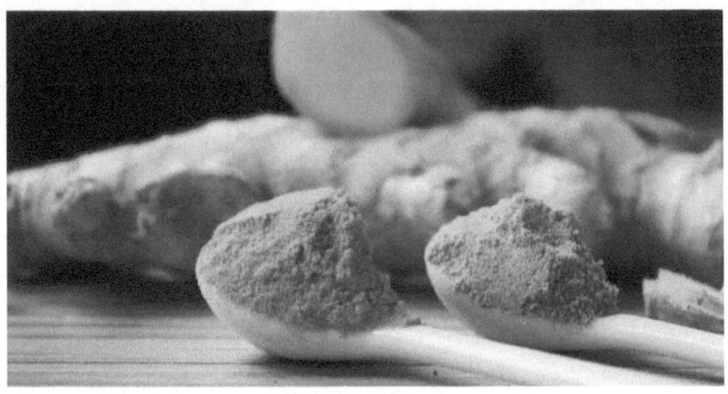

आर्थराइटिस को रोकने और नियंत्रित करने के लिए आपका आहार उन खाद्य पदार्थों से भरपूर होना चाहिए जिनमें निम्नलिखित गुण हों:

- खाद्य पदार्थ जो इन्फ्लेमेशन को कम करते हैं। (ओमेगा-3 फैट से समृद्ध खाद्य पदार्थ)
- खाद्य पदार्थ जिनमें शक्तिशाली एंटीऑक्सीडेंट गुण होते हैं जो शरीर में ऑक्सीडेटिव तनाव को कम करते हैं।
- खाद्य पदार्थ जो इम्यून सिस्टम की गतिविधियों को नियंत्रित करते हैं।
- खाद्य पदार्थ जो आंत के माइक्रोबायोम को संतुलित रखते हैं।

नीचे 10 खाद्य पदार्थ हैं जो आर्थराइटिस को प्राकृतिक रूप से रोक सकते हैं और उसका उपचार कर सकते हैं:

1. कुल्थी

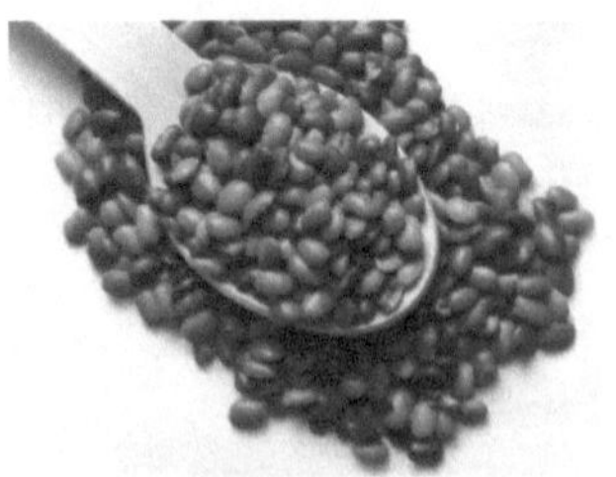

कुल्थी फ्लेवोनोइड्स नामक स्वास्थ्य के लिए लाभकारी पॉलीफेनोल्स (अर्थ महत्वपूर्ण शब्दावली खंड में देखें) से भरपूर होती है जिनके एंटी-इंफ्लेमेटरी और एंटीऑक्सिडेंट

गुण होते हैं। अध्ययनों से पता चलता है कि कुल्थी लीवर और हृदय में सुपरऑक्साइड डिसम्यूटेस और ग्लूटाथियोन पेरोक्सीडेज जैसे एंटीऑक्सिडेंट एंजाइमों की गतिविधि को बढ़ाती है। कुल्थी शरीर में इन्फ्लेमेशन घटाने वाले साइटोकिन IL-10 के स्तर को बढ़ाकर इन्फ्लेमेशन को कम करती है। शक्तिशाली एंटी-इंफ्लेमेटरी और एंटीऑक्सिडेंट गतिविधियों के कारण कुल्थी आर्थराइटिस के असर को पलट सकती है। इसके अतिरिक्त, यह वजन को कम करने में मदद करती है। मोटापे से आपके जोड़ों पर अतिरिक्त भार पड़ता है जो दर्द और परेशानी का कारण बनता है। कुल्थी आपके जोड़ों पर अतिरिक्त भार को कम करके आर्थराइटिस के लक्षणों में सुधार करने में मदद करती है।

2. हल्दी

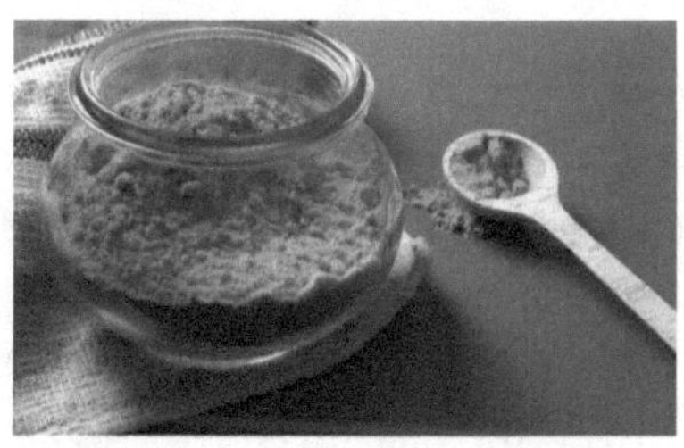

करक्यूमिन हल्दी का मुख्य सक्रिय तत्व होता है। यह करक्यूमिन है जो हल्दी को चमकदार पीला रंग देता है। करक्यूमिन शरीर में शक्तिशाली एंटी-इंफ्लेमेटरी और एंटीऑक्सिडेंट प्रभाव पैदा करता है।

आर्थराइटिस में मुख्य रूप से नॉन स्टेरॉयडल एंटी-इंफ्लेमेटरी दवाएँ NSAIDs (एनएसएआईडी) दवाएँ दी जाती हैं। ये दवाएँ साइक्लोऑक्सीजिनेज़ एंजाइम, कॉक्स-1 और कॉक्स-2 की गतिविधि को ब्लॉक करती हैं। कॉक्स-1 अच्छा कॉक्स है, जबकि कॉक्स-2 नुक्सान करने वाला है। कॉक्स-1 ऐसे प्रोस्टाग्लैंडिंस को सिंथेसाइज़ (संश्लेषित) करता है जो पेट और आंत के स्वास्थ्य को बेहतर बनाने में मदद करते हैं, जबकि कॉक्स-2 इन्फ्लेमेशन बढ़ाने वाले प्रोस्टाग्लैंडिन्स और फ्री रेडिकल्स को सिंथेसाइज़ करता है, जो इन्फ्लेमेशन को बढ़ाते हैं। ये एनएसएआईडी दवाएँ कॉक्स-2 एंजाइम को ब्लॉक करती हैं, लेकिन साथ ही ये अच्छे कॉक्स-1 को भी ब्लॉक कर देती हैं। इसलिए वे आंत और पेट के गंभीर साइड इफेक्ट जैसे अल्सर और रक्तस्राव के जोखिम को बढ़ा सकते हैं। अध्ययन से पता चलता है कि करक्यूमिन में कॉक्स ब्लॉक करने के रासायनिक गुण होते हैं और इनके एनएसएआईडी जैसे कोई दुष्प्रभाव भी नहीं होते हैं। हल्दी आर्थराइटिस के लक्षणों को कम करने या रोकने में मदद कर सकती है। हल्दी आर्थराइटिस को रोकने में बहुत प्रभावी है।

एक गिलास दूध में एक बड़ा चम्मच हल्दी पाउडर मिलाएँ और इसे उबाल लें। रात में सोने से ठीक पहले इसे गर्म ही पिएँ। सर्दियों में ताज़ी हल्दी का भरपूर सेवन करें, वह हल्दी पाउडर की तुलना में अधिक प्रभावी और फायदेमंद है।

3. अदरक

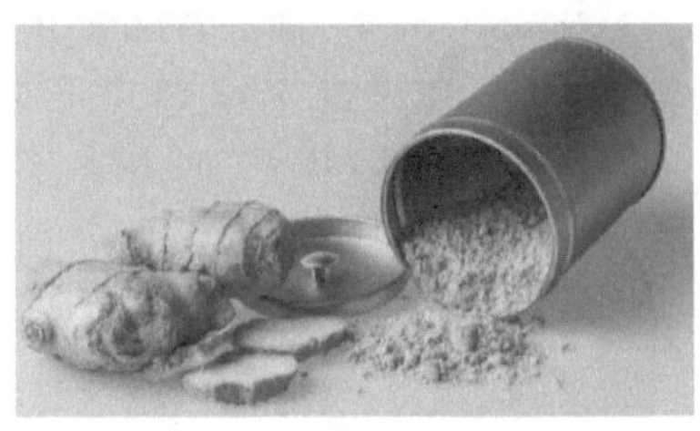

अदरक में शक्तिशाली एंटीऑक्सिडेंट और एंटी-इंफ्लेमेटरी गुण होते हैं। यह लिवर में एंटीऑक्सीडेंट एंजाइम की गतिविधियों को बढ़ाता है। अदरक में मौजूद जिंजरोल और शोगोल जैसे सक्रिय तत्व शरीर के टिश्यूज़ की ऑक्सीडेटिव तनाव के खिलाफ रक्षा करते हैं। अदरक NF-κB प्रोटीन को दबाकर इन्फ्लेमेशन बढ़ाने वाले साइटोकिन्स के सिंथेसिस को भी दबा देता है। अध्ययनों ने यह साबित किया है कि अदरक एक कॉक्स-2 ब्लॉकर के रूप में काम करता है और एनएसएआईडी की ही तरह रूमेटाइड आर्थराइटिस, ऑस्टियोआर्थराइटिस और अन्य प्रकार के आर्थराइटिस को नियंत्रित करता है। अदरक के एंटी-इंफ्लेमेटरी गुण दर्द को दूर करने और सभी प्रकार के आर्थराइटिस की स्थिति में सुधार करने में मदद करते हैं।

4. अखरोट

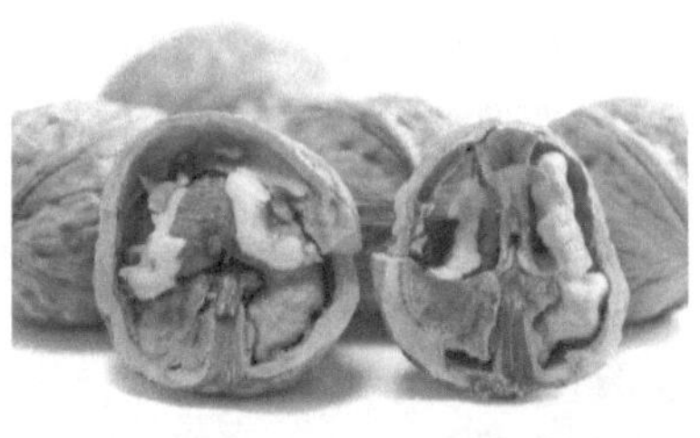

अखरोट में उत्कृष्ट एंटीऑक्सिडेंट और एंटी-इंफ्लेमेटरी गतिविधि होती है। अखरोट में मौजूद विशेष रूप से इसकी त्वचा में मौजूद फेनोलिक तत्व उच्चतम एंटी-ऑक्सीडेटिव क्षमता का प्रदर्शन करते हैं। अखरोट अल्फा-लिनोलेनिक एसिड (ओमेगा-3 फैट का एक प्रकार) से समृद्ध होता है। अन्य नट्स की तुलना में इनमें सबसे अधिक ओमेगा-3 फैट होता है। ओमेगा-3 फैट में एंटी-इंफ्लेमेटरी प्रभाव होते हैं जो इन्फ्लेमेशन को कम करते हैं। शरीर में बढ़ा हुआ सी-रिएक्टिव प्रोटीन (CRP) का स्तर रूमेटाइड आर्थराइटिस जैसी इन्फ्लेमेटरी स्थिति का संकेत देता है। अध्ययन से पता चलता है कि अखरोट सी-रिएक्टिव प्रोटीन के स्तर को प्रभावी रूप से कम करता है।

एक मुट्ठी अखरोट (दो से तीन साबुत अखरोट) लें, उन्हें रात भर पानी में भिगो दें। अगली सुबह इन्हें खाली पेट खाएँ। अखरोट को भिगोना एक महत्वपूर्ण कदम है, खासकर गर्मियों के मौसम में, क्योंकि अखरोट प्रकृति में गर्म होता है। अगर आप बिना भिगोए अखरोट का सेवन करते हैं तो ये आपके शरीर में गर्मी पैदा कर सकते हैं और मुँह के छालों का कारण बन सकते हैं।

5. जैतून का तेल (एक्स्ट्रा वर्जिन ओलिव ऑयल)

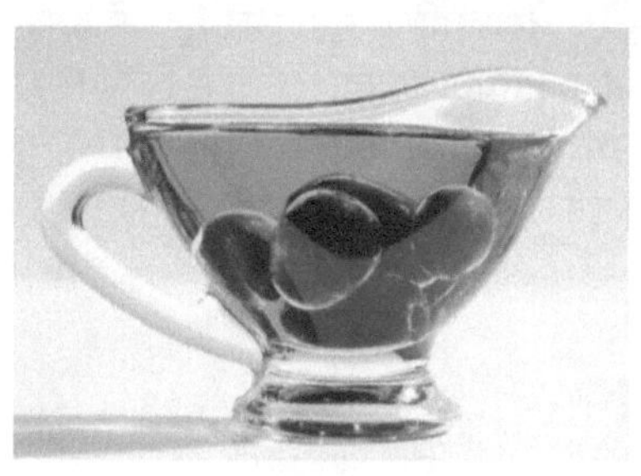

एक्स्ट्रा वर्जिन ओलिव ऑयल ओमेगा-3 फैट में समृद्ध है। ओमेगा-3 फैट एंटी-इन्फ्लेमेटरी के रूप में काम करते हैं और आर्थराइटिस के जोड़ों के दर्द और सूजन को कम करने में मदद करते हैं। ओमेगा-3 फैट के साथ, ओलिव ऑयल में ओलियोकोन्थल नामक एक प्राकृतिक तत्व होता है जो वैज्ञानिक रूप से नॉनस्टेरॉइडल एंटी-इंफ्लेमेटरी दवाएँ (एनएसएआईडी) की ही तरह कॉक्स एंजाइम को ब्लॉक करके आर्थराइटिस में दर्द से राहत दिलाता है। इसके अतिरिक्त, एक्स्ट्रा वर्जिन ओलिव ऑयल में मौजूद फेनोलिक तत्व कार्टिलेज के क्षरण, हड्डी के कटाव और जोड़ों में सूजन को कम करते हैं।

इसके अलावा, हाल ही के एक अध्ययन से पता चला है कि जोड़ो में एक्स्ट्रा वर्जिन ओलिव ऑयल से मालिश करने से आर्थराइटिस के सूजन और दर्द से आराम मिलता है।

सभी प्रकार के ओलिव ऑयल में, एक्स्ट्रा वर्जिन ओलिव ऑयल अधिकतम स्वास्थ्य लाभ प्रदर्शित करता है, क्योंकि यह कम से कम प्रोसेस्ड या रिफाइंड प्रकार है। इसमें अधिकतम मात्रा में फेनोलिक और ओलियोकोन्थल नामक एंटीऑक्सिडेंट होते हैं।

6. मुलेठी

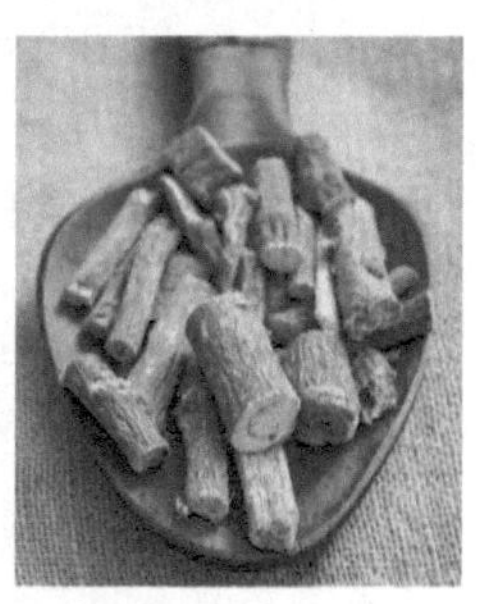

मुलेठी से इन्फ्लेमेशन करने वाले साइटोकिन्स का स्तर कम होता है। मुलेठी में मौजूद ग्लाइसीर्रिज़िन शरीर में स्टेरॉयड के कार्यों की नकल करके एंटी-इन्फ्लेमेटरी प्रभाव पैदा करता है। इसके अलावा, मुलेठी ऑक्सीडेटिव नुकसान को रोकती है। मुलेठी शरीर के कोर्टिसोल की उपलब्धता को बढ़ाती है और

कोर्टिसोल के निष्क्रिय कोर्टिसोन में रूपांतरण को कम करती है। कोर्टिसोल सूजन को कम करने में मदद करता है, उत्तेजित इम्यून सिस्टम को दबाता है और दर्द को कम करने के साथ-साथ आर्थराइटिस होने के खतरे को भी कम करता है। ध्यान रखें कि मुलेठी तनाव और उच्च रक्तचाप का कारण बन सकती है। यदि आप ब्लड प्रेशर, डायबिटीज़ या डाइयुरेटिक्स दवा ले रहे है, तो मुलेठी का उपयोग न करें, यह दवा की प्रभावकारिता में हस्तक्षेप कर सकती है। मुलेठी लेने से पहले अपने चिकित्सक से परामर्श करें। गर्भवती महिलाओं को किसी भी रूप में मुलेठी लेने की सलाह नहीं दी जाती है। डॉक्टरी सलाह के तहत ही मुलेठी लेना चाहिए। मुलेठी को भुनने से इसकी एंटी-इन्फ्लेमेटरी गतिविधि बढ़ जाती है। अनुसंधान से पता चलता है कि भुनी हुई मुलेठी सूजन को तीव्र और अधिक शक्तिशाली रूप से बाधित करती है। मुलेठी को लेने का सबसे अच्छा तरीका यह है कि इसे भूनकर कूच लें और हर्बल चाय बनाते समय इसे भी साथ में उबाल लें।

7. अलसी (फ्लैक्स सीड्स)

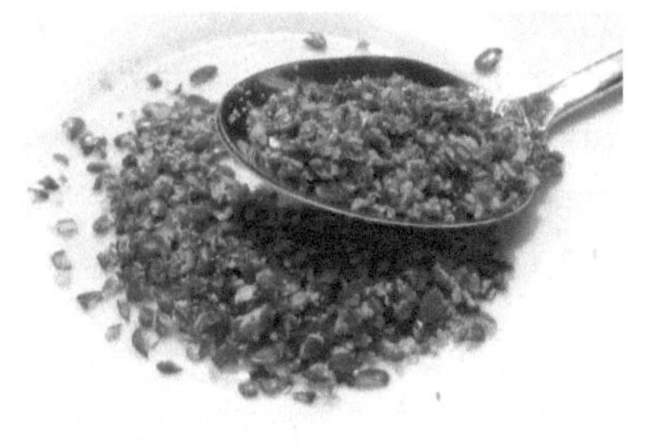

अलसी और अलसी का तेल अल्फा-लिनोलेनिक एसिड (ALA) नामक ओमेगा-3 फैटी एसिड से भरपूर होता है, जो आर्थराइटिस में सूजन और जोड़ों के दर्द को कम करने में मदद करता है। अलसी के तेल में पाए जाने वाले लिग्नान नामक फाइटोकेमिकल्स में एंटी-इंफ्लेमेटरी और एंटीऑक्सिडेंट गुण होते हैं, जो आर्थराइटिस के जोखिम को कम करने में मदद करते हैं। फ्लैक्स सीड्स/अलसी फाइबर से भी भरपूर होते हैं जो कब्ज से निपटने और पाचन तंत्र को स्वस्थ रखने में मदद करते हैं।

रुमेटाइड आर्थराइटिस में आराम के लिए अलसी को साबुत के बजाय भूनकर पीस लें और फिर इन्हें उपयोग में लाएं। इनके अब्सॉर्प्शन को बढ़ाने के लिए यह कदम आवश्यक है। साबुत अलसी आसानी से पचने योग्य नहीं होते हैं क्योंकि इनकी बाहरी परत को तोड़ना आंतों के लिए कठिन होता है, कुटी हुई अलसी खाने से शरीर में इनकें पोषक तत्वों का अब्सॉर्प्शन बढ़ जाता है। खड़े अलसी रासायनिक रूप से स्थिर होते हैं, लेकिन कुटी हुई अलसी कमरे के तापमान पर हवा के संपर्क में आने पर ऑक्सीकरण की वजह से खराब हो जाती है। ऑक्सीकरण को रोकने और अब्सॉर्प्शन

को बढ़ाने का सबसे अच्छा तरीका यह है कि उपयोग करने से ठीक पहले ही इन्हें भूनकर पीस लें।

8. पालक

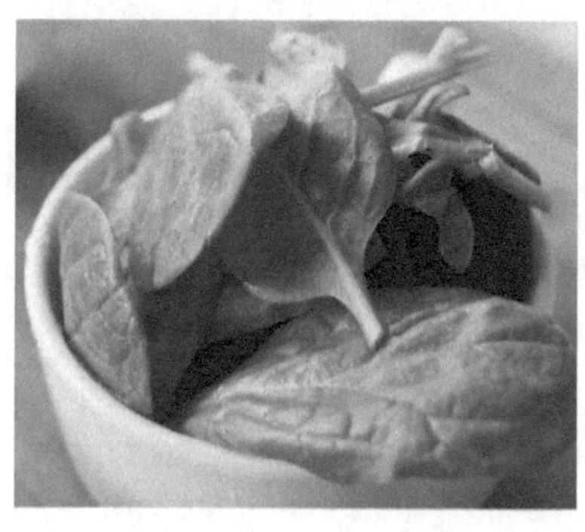

विटामिन K संयुक्त स्वास्थ्य के लिए एक महत्वपूर्ण पोषक तत्व है। स्वस्थ हड्डियों के विकास और मरम्मत के लिए आपके शरीर को विटामिन K की आवश्यकता होती है, शरीर में इसकी कमी से ऑस्टियोआर्थराइटिस का खतरा बढ़ता है। पालक विटामिन K से भरपूर होता है, जो आर्थराइटिस के कारण होने वाले सूजन को कम करने में मदद करता है। शरीर में जब फ्री रेडिकल्स बढ़ जाते हैं तो वो स्वस्थ कोशिकाओं को नष्ट करने लगते हैं। पालक फाइबर और एंटीऑक्सिडेंट जैसे विटामिन ए, सी, और ई का एक उत्कृष्ट स्रोत है, जो कोशिकाओं को फ्री रेडिकल्स क्षति से बचाता है और सूजन को कम करने में मदद करता है।

पालक विशेष रूप से कैम्पफेरल नामक एंटीऑक्सिडेंट में उच्च है, जो की एक महत्वपूर्ण फाइटोकेमिकल है, जो इन्फ्लेमेशन करने वाले साइटोकिन के स्तर को कम करता है। कैम्पफेरल रूमेटाइड आर्थराइटिस को प्रेरित करने वाले कई एंजाइमों को रोकता है। अध्ययन से पता चलता है कि कैम्पफेरल इन्फ्लेमेशन को कम करता है और ऑस्टियोआर्थराइटिस की वृद्धि को रोकता है। आर्थराइटिस से बचने या नियंत्रित करने के लिए अपने आहार में पालक को शामिल करना शुरू करें। कच्चा पालक खाने से बचें, इसके बजाय, इन्हें भूनकर या उबाल कर खाएँ। पालक को पकाने से इसका पोषण मूल्य बढ़ जाता है। इसके अलावा, उबालते समय 1 बड़ा चम्मच नींबू का रस डालें। विटामिन सी युक्त खाद्य पदार्थ के साथ पालक खाने से आपके आयरन का अब्सॉर्प्शन बढ़ता है, जिससे आपको अन्य कई स्वास्थ्य लाभ मिलते हैं।

ईट सो व्हॉट! शाकाहार की शक्ति पुस्तक में पढ़े एनीमिया से छुटकारा पाने के लिए 10 पावर फूड्स।

9. प्रीबायोटिक

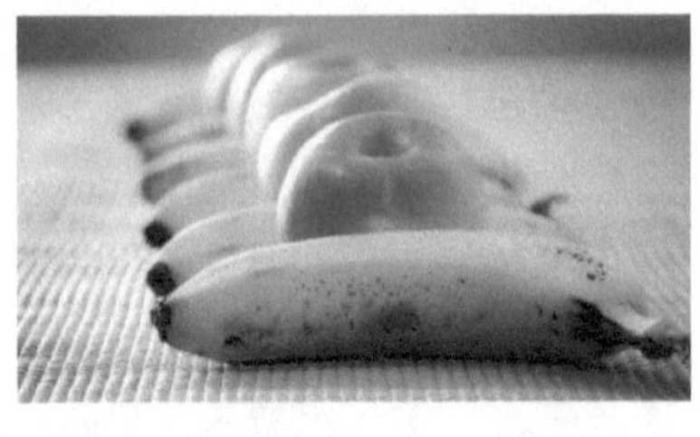

यह आप जानते ही होंगे कि ज्यादा फैट वाला आहार शरीर के फैट के प्रतिशत को दोगुना कर देता है और मोटापे का कारण बनता है। मोटे लोगों में ऑस्टियोआर्थराइटिस का कारण उनके जोड़ों पर पड़ने वाला अनुचित भार को माना जाता है। शोधकर्ताओं ने पाया है कि मोटे लोगों में दुबले-पतले लोगों की तुलना में इन्फ्लेमेशन बढ़ाने वाले बैक्टीरिया अधिक होते हैं और लाभकारी प्रोबायोटिक बैक्टीरिया की कमी होती है। यह उनके शरीर में सूजन का कारण बनता है, जिससे बहुत तेजी से जोड़ो की स्थिति बिगड़ती है। आंत में मौजूद ये इन्फ्लेमेशन बढ़ाने वाले बैक्टीरिया ऑस्टियोआर्थराइटिस के प्रमुख कारण होते हैं। ज्यादा फैट वाला आहार आंत के बैक्टीरिया को नकारात्मक रूप से प्रभावित करता है, जिससे हानिकारक बैक्टीरिया बहुत तेजी से बढ़ जाते हैं। दुबले लोगों की तुलना में, मोटे लोगों में ऑस्टियोआर्थराइटिस बहुत तेज़ी से बढ़ता है।

प्रीबायोटिक्स पौधे के फाइबर्स होते हैं। ये फाइबर्स मनुष्यों द्वारा पचने योग्य नहीं होते हैं, इसलिए वे पाचन तंत्र से गुजरते हैं, जहां वे फ़र्टिलाइज़र के रूप में कार्य करते हैं। वे आंत में बैक्टीरिया और अन्य रोगाणुओं के लिए भोजन बन जाते हैं और बिफीडोबैक्टीरिया जैसे स्वस्थ बैक्टीरिया के विकास को उत्तेजित करते हैं। प्रीबायोटिक्स खाद्य पदार्थों की नियमित खपत आंत में अच्छे बैक्टीरिया को बढ़ाती है और खराब बैक्टीरिया जैसे प्रो-इंफ्लेमेटरी (इन्फ्लेमेशन बढ़ाने वाले) बैक्टीरिया को शरीर से बाहर निकालती है। इससे प्रणालीगत इन्फ्लेमेशन कम होता है और कार्टिलेज का टूटना धीमा हो जाता है। हालाँकि प्रीबायोटिक खाद्य पदार्थ मोटापे को कम नहीं करते हैं पर ये आर्थराइटिस से संबंधित अन्य लक्षणों का निवारण करते हैं और जोड़ों को अधिक गतिशील बनाते हैं। प्रीबायोटिक्स के कुछ उदाहरण हैं केले, सेब (त्वचा को न हटाएं क्योंकि त्वचा में सबसे अधिक प्रीबायोटिक लाभ होते हैं), प्याज, लहसुन, ओट्स, शतावरी, और जिमीकंद।

10. पानी

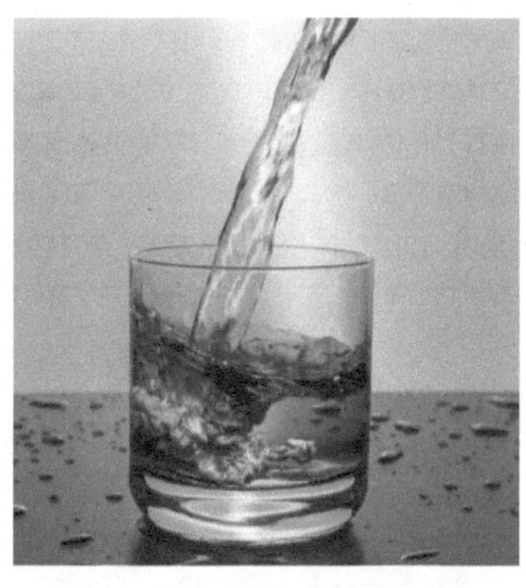

पानी की कमी आर्थराइटिस के लक्षणों को बदतर बना सकती है। आपके जोड़ों को आसानी से चलने के लिए तरल पदार्थों की आवश्यकता होती है। यदि आप डिहाइड्रेट हैं, तो यह आपके जोड़ों की गतिशीलता को भी प्रभावित करता है। जोड़ के संपर्क बिंदु के बीच तरलता का अभाव घर्षण पैदा करता है। समय के साथ पानी की कमी से सूख चुकी कार्टिलेज मर सकती है और संपर्क बिंदु में हड्डियाँ छील सकती हैं। अधिक पानी पीने से आपके आर्थराइटिस की स्थिति में कई कारणों से सुधार होता है: पानी शरीर से टॉक्सिक पदार्थों को बाहर निकालकर इन्फ्लेमेशन से लड़ने में मदद करता है। जब जॉइंट्स को हिलाते हैं, तो वे बोन मैरो (हड्डी के अंदर का भाग जो रक्त कोशिकाओं का उत्पादन करने वाली स्टेम कोशिकाएँ बनाती हैं) से जोड़ों में पानी खींचते हैं जिससे उनको चिकनाहट मिलती है। यदि पर्याप्त पानी नहीं है, तो जॉइंट्स गतिशील नहीं रह सकते है। इसके अलावा, पानी साइनोवियल फ्लूइड के उत्पादन को उत्तेजित करता है, यह द्रव जोड़ों और उनके आसपास के टिश्यूज को चिकनाई देता है। साइनोवियल फ्लूइड हड्डियों को आपस में रगड़ने से बचाता है, जॉइंट्स के आसपास की सूजन को कम करता है, और कार्टिलेज के टिश्यूज में नई कोशिकाओं के विकास को प्रोत्साहित करता है। इसलिए आर्थराइटिस से जुड़े दर्द को कम करने के लिए अपने पानी का सेवन बढ़ाएँ। उचित चिकनाहट के लिए और दर्दनाक लक्षणों को नियंत्रित करने के लिए हर दिन दो से तीन लीटर (8 से 12 गिलास) पानी पीना आवश्यक है।

निष्कर्ष

आर्थराइटिस अब बुढ़ापे की बीमारी नहीं रही। आज कल 35 की उम्र में ही लोगो में आर्थराइटिस के लक्षण दिखने लगे हैं। कारण है अस्वास्थ्यकर खान-पीन, सूरज की रोशनी की कमी और भोजन में एंटी-इन्फ्लेमेटरी (इन्फ्लेमेशन को कम करने वाले) खाद्य पदार्थों की कमी, यह सभी कारणों से शरीर में इन्फ्लेमेशन बढ़ता है।

जिन लोगों को आर्थराइटिस है, वे ऊपर वर्णित खाद्य पदार्थों के साथ आर्थराइटिस से जुड़े लक्षणों और इन्फ्लेमेशन को प्रभावी ढंग से कम कर सकते हैं। ये खाद्य पदार्थ आर्थराइटिस की वृद्धि को धीमा करते हैं और आपके शरीर को खुद ही ठीक होने में मदद करते हैं। यहाँ तक कि अगर आप एक स्वस्थ व्यक्ति हैं, तो भी आपको शरीर में इन्फ्लेमेशन पैदा करने वाले खाद्य पदार्थों से परहेज़ करना चाहिए और आर्थराइटिस से दूर रहने के लिए प्राकृतिक एंटी-इन्फ्लेमेटरी खाद्य पदार्थों को अपने आहार में शामिल करना चाहिए। एंटी-इन्फ्लेमेटरी भोजन ऑटोइम्यून विकारों, डायबिटीज़, मोटापा, कैंसर और अन्य बीमारियों के जोखिम को भी कम करते हैं।

प्रमुख बिंदुओं पर ध्यान दें:

✓ बारिश के मौसम में दर्द और सूजन अधिक होता है।
✓ खट्टा खाने से परहेज़ करें।
✓ आलू, बैंगन, टमाटर और मिर्च का सेवन कम करें।
✓ ओमेगा-3 फैट युक्त भोजन अधिक खाएँ।
✓ प्रतिदिन शौच करना महत्वपूर्ण है। कब्ज आर्थराइटिस में दर्द और सूजन को बढ़ाता है।
✓ ठंडी हवा से बचें।
✓ प्रतिदिन गर्म पानी से स्नान करें। यह जमे हुए जोड़ों और जकड़े मांसपेशियों में रक्त के प्रवाह को उत्तेजित करके जकड़न को कम करता है।
✓ अपने आहार में एंटीऑक्सीडेंट खाद्य पदार्थ शामिल करें।

अध्याय 3
आहार योजना

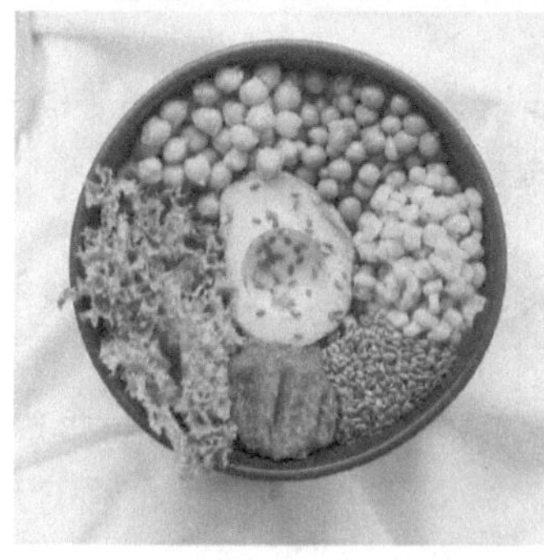

स्वस्थ और रोग मुक्त जीवन के लिए आहार योजना

✓ खाली पेट नींबू पानी पिएँ।

✓ प्रतिदिन रातभर भिगोये हुए मेवे खाएँ।

- सर्दियों में 8 बादाम, 6 काजू, 6 पिस्ता, 8 किशमिश, 2 अंजीर और 4 खजूर खाएँ।
- गर्मियों में रात भर भिगोये हुए 5-6 बादाम, 4 काजू, 4 पिस्ता, 4 किशमिश, 1 अंजीर और 2 खजूर खाएँ।

✓ ग्रीन टी में नींबू के रस डालकर पिएँ। अगर आपको मीठा डालना है तो इसमें चीनी की जगह गुड़ डालें।

✓ प्रतिदिन फ्लैक्स सीड्स खाएँ।

✓ विभिन्न तरह के स्प्राउट्स खाएँ।

✓ गेहूँ के आटे में 7:1 के अनुपात में जौ का आटा मिलाएँ। 7 किलो गेहूँ के आटे में 1 किलो जौ का आटा मिलाएँ।

✓ अधिक पानी पिएँ। पानी यूरिन के माध्यम से आपके रक्त से टॉक्सिन्स को निकालने में मदद करता है।

✓ हफ्ते में एक बार खाली पेट एक कुचला हुआ लहसुन खाएँ।

✓ मेथी दानों को कूट लें और खाना पकाने में मेथी के पाउडर का प्रयोग करें। मेथी के दाने स्वाद में कड़वे होते हैं इसलिए 1 छोटा चम्मच ही डालें। यदि आप कड़वा स्वाद सहन कर सकते हैं, तो 1 बड़ा चम्मच तक डालें।

✓ खाना पकाने में हल्दी, दालचीनी और जीरा जैसे मसालों का प्रयोग करें।

✓ खाना पकाने में रिफाइंड तेल की जगह कोल्ड प्रेस्ड तेल जैसे सरसों के तेल का प्रयोग करें।

✓ तीन तरह के तेल का इस्तेमाल करें- खाना पकाने के लिए सरसों का तेल, तलने के लिए रिफाइंड तेल जैसे सोयाबीन का तेल, और धीमी आंच पर खाना पकाने के लिए एक्स्ट्रा वर्जिन ओलिव आयल का प्रयोग करें। डीप फ्राई करने के लिए एक्स्ट्रा वर्जिन ओलिव आयल का प्रयोग न करें।

✓ मौसमी फल और सब्जियाँ खूब खाएँ। गैर-मौसमी फल और सब्जियों से परहेज़ करें, उनमें पोषक तत्वों की कमी होती है।

✓ आपकी उम्र चाहे जो भी हो, रोजाना एक गिलास दूध पिएँ। दूध सिर्फ बच्चों के लिए ही नहीं बल्कि सभी उम्र के लोगों के लिए जरूरी है।

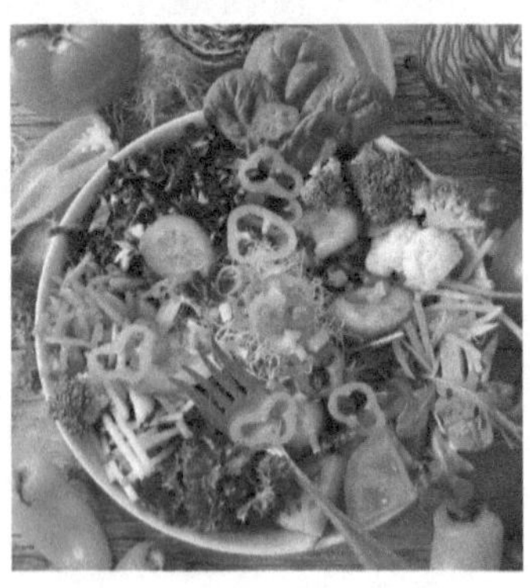

डायबिटीज़ को नियंत्रित करने के लिए आहार योजना

✓ एक बड़े चम्मच मेथी के दानों को 250 मिलीलीटर पानी में रात भर भिगोएँ। अगली सुबह मेथी को चबा कर मेथी का पानी पिएँ। ऐसा प्रतिदिन करें। (उत्तम असरदायक)

✓ कुछ (3-4) तुलसी के पत्तों को अपनी सुबह की ग्रीन टी में मिला कर पिएँ।

✓ एक मुट्ठी रात भर भिगोए हुए मेवे खाएँ।

✓ आलू की जगह शकरकंद और सफेद चावल की जगह ब्राउन राइस खाएँ।

✓ रोजाना कई तरह के स्प्राउट्स खाएँ।

✓ सप्ताह में तीन बार सुबह खाली पेट लहसुन की एक कली खाएँ। (मेथी खाने के एक घंटे बाद)

✓ 7:1 के अनुपात में गेहूँ के आटे में जौ का आटा मिलाएँ। 7 किलो गेहूँ के आटे में 1 किलो जौ का आटा मिलाएँ। जौ का बीटा-ग्लूकन डायबिटीज़ को रोकने में बहुत प्रभावी है और वजन बढ़ने से भी रोकता है।

✓ अधिक पानी पिएँ, लगभग 2-3 लीटर, जो कि 250 मिलीलीटर के 10-12 गिलास के बराबर है। पानी यूरिन के माध्यम से आपके रक्त से अतिरिक्त शुगर को हटाने में मदद करता है, और साथ ही यह डिहाइड्रेशन को रोकने में भी मदद करता है।

✓ करेले के सीज़न में, रोजाना 50 मिलीलीटर से 100 मिलीलीटर ताजा करेले का रस पिएँ। करेले को छिलके के साथ पकाएँ।

✓ अपने आटे में अलसी का पाउडर मिलाएँ या फ्रूट सलाद में पिसी हुई अलसी मिला कर खाएँ।

✓ ऐसी सब्जियाँ खाएँ जिनमें पानी की मात्रा अधिक हो जैसे लौकी और तरोई। बिना स्टार्च वाली सब्जियाँ खाएँ जैसे कि गाजर, पत्तागोभी, फूलगोभी, हरी बीन्स और ब्रोकली।

✓ विटामिन सी युक्त खाद्य पदार्थ जैसे आंवला, नींबू, संतरा और शिमला मिर्च खाएँ।

✓ खाना पकाने में जैतून के तेल (ओलिव आयल) और सरसों के तेल का उपयोग करें।

✓ उच्च घुलनशील फाइबर के लिए अपने आहार में सेब, ओट और फलियाँ शामिल करें।

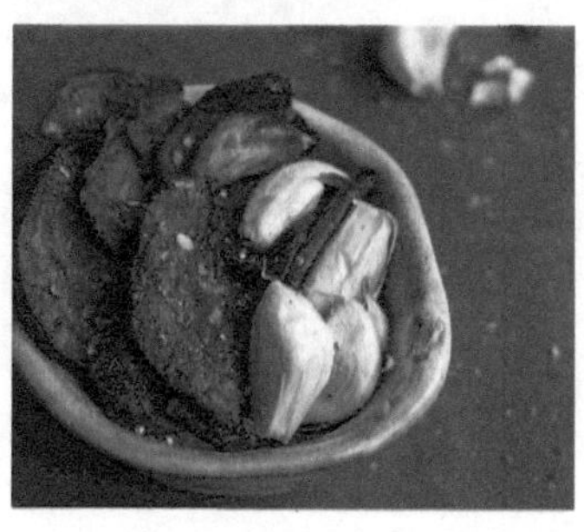

हाई ब्लड प्रेशर को नियंत्रित करने के लिए आहार योजना

✓ गर्म नींबू पानी में एक बड़ा चम्मच शहद मिलाएँ और इसे खाली पेट पिएँ।

✓ प्रतिदिन खाली पेट एक लहसुन खाएँ (यदि आपको मुँह में छाले या शरीर में गर्मी का अनुभव होता है, तो सप्ताह में 5 बार ही खाएँ)।

✓ एक चम्मच मेथी के दानों को रात भर 250 मिलीलीटर पानी में भिगो दें। अगली सुबह इन दानों को चबाकर मेथी का पानी पी लें। ऐसा हफ्ते में तीन बार करें।

✓ एक केला खाएँ, खासकर अगर आप उच्च रक्तचाप की दवा लेते हैं।

✓ ग्रीन टी में नींबू का रस मिला कर पिएँ।

✓ मल्टीग्रेन चुकंदर पराठा खाएँ (व्यंजन खंड में देखें)। रोजाना 50 से 100 मिलीलीटर चुकंदर का जूस पिएँ।

✓ एक मुट्ठी रात भर भिगोए हुए मेवे खाएँ।

✓ जौ के आटे को गेहूँ के आटे में 2:10 के अनुपात में मिला कर सेवन करें। 1 किलो गेहूँ के आटे में 200 ग्राम जौ का आटा मिलाएँ। जौ में मौजूद बीटा-ग्लुकन हाई ब्लड प्रेशर को रोकने और वजन बढ़ने से रोकने में बहुत प्रभावी है।

✓ सर्दियों में पालक, केल और बथुआ खूब खाएँ।

✓ प्रतिदिन अलसी खाएँ।

✓ शकरकंद का खूब सेवन करें, विशेष रूप से बैंगनी रंग के शकरकंद का।

✓ पोटेशियम, मैग्नीशियम और फाइबर के लिए भरपूर मात्रा में फलियाँ जैसे दाल, छोले, राजमा और सोयाबीन खाएँ।

✓ खूब सारा पानी पिएँ, खासकर उस दिन जब आप नमक का अधिक सेवन करें।
✓ सेब, संतरा और केले जैसे ताजे फल खाएँ।
✓ हर रात कम वसा वाले गाय के दूध को हल्दी पाउडर के साथ उबाल कर पिएँ।
✓ दोपहर के भोजन के साथ मिक्स्ड वेज रायता खाएँ (व्यंजन खंड में देखें)।

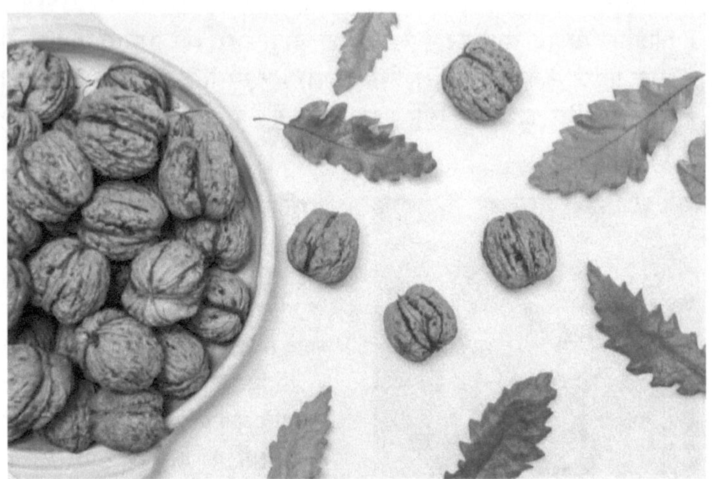

आर्थराइटिस को नियंत्रित करने के लिए आहार योजना

✓ एक मुट्ठी अखरोट (दो से तीन साबुत अखरोट) और दो सूखे अंजीर को रात भर पानी में भिगो दें। इन्हें प्रतिदिन सुबह खाली पेट खाएँ।
✓ जितना हो सके कुल्थी खाएँ। कुल्थी की दाल बना कर खाएँ या इसे भूनकर पीस लें और छाछ में मिला कर पिएँ या फिर गेहूँ के आटे में मिला कर इसकी रोटियाँ बना लें।
✓ सर्दियों में खूब ताज़ी हल्दी खाएँ।
✓ 1 चम्मच हल्दी पाउडर को 1 गिलास गाय के दूध में उबाल लें और ठंडा करके रात में सोने से पहले पिएँ।
✓ ग्रीन टी में ताजे पिसे हुए अदरक को मिला कर पिएँ।
✓ खाना पकाने के लिए सरसों के तेल का उपयोग करें। सूरजमुखी के तेल और मकई के तेल का उपयोग न करें, उनमें ओमेगा-6 फैट होता है।
✓ प्रतिदिन अंकुरित मूंग और अंकुरित काले चने के साथ अंकुरित की हुई कुल्थी का सेवन करें।
✓ प्रतिदिन अखरोट, पिस्ता, बादाम, और अंजीर सहित मुट्ठी भर मेवे खाएँ।

✓ अपने सोयाबीन की खपत को बढ़ाएँ। 10:1 के अनुपात के अनुसार अपने गेहूँ के आटे में सोयाबीन का आटा मिलाएँ। 10 किलो गेहूँ के आटे में 1 किलो सोयाबीन का आटा मिलाएँ।

✓ प्रतिदिन एक अलसी का लड्डू (व्यंजन खंड में देखें) खाएँ।

✓ सप्ताह में तीन बार खाली पेट लहसुन की एक कली खाएँ।

✓ पालक, केल, और मेथी के पत्तों सहित हरी सब्जियों का खूब सेवन करें।

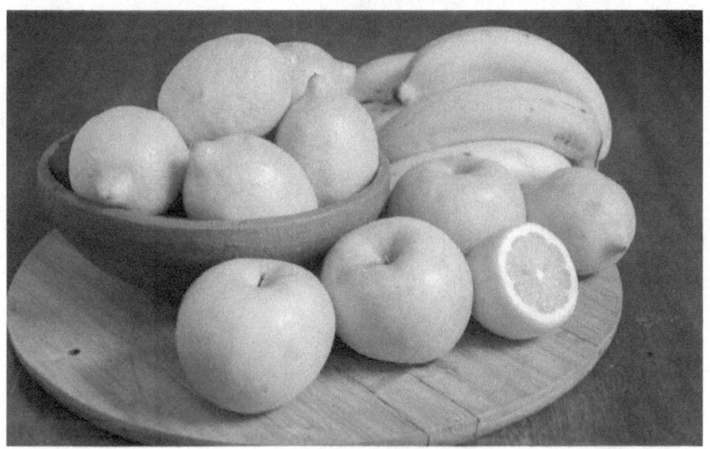

डायबिटीज़ और हाई ब्लड प्रेशर को नियंत्रित करने के लिए आहार योजना

✓ खाली पेट गर्म नीम्बू पानी पिएँ।

✓ आधे घंटे के बाद भिगोये हुए मेथी के दाने खाएँ और मेथी का पानी पिएँ। ऐसा प्रतिदिन करें।

✓ एक घंटे के बाद एक कच्चा लहसुन खाएँ। ऐसा प्रतिदिन करें।

✓ 10:2 के अनुपात में अपने गेहूँ के आटे में जौ का आटा मिलाएँ। 1 किलो गेहूँ के आटे में 200 ग्राम जौ का आटा मिलाएँ।

✓ ग्रीन टी में नींबू का रस और तुलसी के पत्ते मिला कर पिएँ।

✓ एक मुट्ठी रात भर भिगोए हुए मेवे खाएँ।

✓ एक दिन में लगभग 2-3 लीटर पानी पिएँ।

✓ करेले के सीज़न में रोज 50 मिलीलीटर से 100 मिलीलीटर ताजा करेले का रस पिएँ।

- ✓ केले खाएँ, खासकर तब अगर आप उच्च रक्तचाप की दवाएँ ले रहे हैं। अपने आहार में चाय और अन्य उच्च ग्लाइसेमिक फलों का सेवन सीमित करके चीनी का सेवन कम करें, पर अपने आहार से केले को न हटाएँ।
- ✓ प्रतिदिन 50 से 100 मिली चुकंदर का रस पिएँ।
- ✓ आटे में अलसी का पाउडर मिलाएँ या इन्हें फ्रूट सलाद में डाल कर खाएँ।
- ✓ आलू की जगह शकरकंद खाएँ, लेकिन मॉडरेशन में खाएँ।
- ✓ रात में हल्दी वाला गाय का दूध पिएँ।
- ✓ पालक, केल, पत्तागोभी और बथुआ का भरपूर सेवन करें।
- ✓ दाल, छोले, राजमा और सोयाबीन की खपत बढ़ाएँ।
- ✓ लौकी, गाजर और तरोई खाएँ। विटामिन सी युक्त खाद्य पदार्थ जैसे आंवला, नींबू, संतरा और शिमला मिर्च खाएँ।
- ✓ खाना पकाने में जैतून के तेल और सरसों के तेल का उपयोग करें।

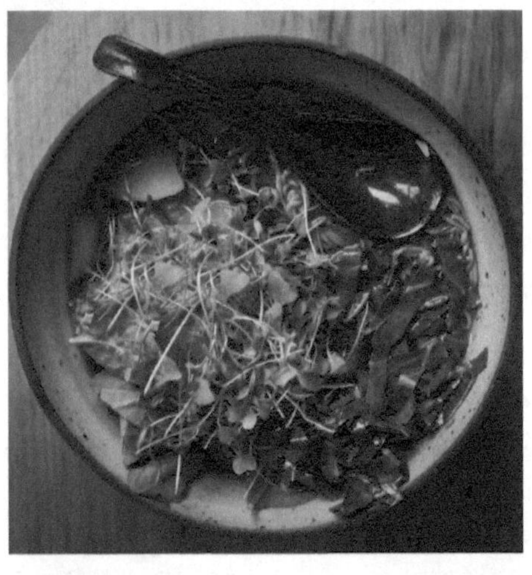

हाई ब्लड प्रेशर और आर्थराइटिस को नियंत्रित करने के लिए आहार योजना

- ✓ प्रतिदिन खाली पेट एक लहसुन खाएँ (यदि आपको मुँह में छाले या शरीर में गर्मी का अनुभव होता है, तो सप्ताह में 5 बार ही खाएँ)।
- ✓ आधे घंटे के बाद, रात भर भिगोए हुए मेथी के दाने खाएँ और मेथी का पानी पिएँ। इसे हफ्ते में तीन बार करें।
- ✓ ग्रीन टी को ताजे पिसे हुए अदरक के साथ मिला कर पिएँ।
- ✓ दो अखरोट, दो अंजीर, पांच बादाम, चार काजू, चार पिस्ता, और चार किशमिश को रात में पानी में भिगो दें और सुबह इन्हें खाएँ।

✓ रात को सोने से पहले हल्दी वाला दूध पिएँ।

✓ प्रतिदिन एक केला खाएँ, खासकर अगर आप बीपी की दवाएँ ले रहे हैं।

✓ जौ का आटा और सोयाबीन का आटा गेहूँ के आटे में 10:2:1 के अनुपात में मिलाएँ। 1 किलो साबुत गेहूँ के आटे में 200 ग्राम जौ का आटा और 100 ग्राम सोयाबीन का आटा मिलाएँ।

✓ जितना हो सके कुल्थी खाएँ। कुल्थी की दाल बना कर खाएँ या इसे भूनकर पीस लें और छाछ में मिला कर पिएँ या फिर गेहूँ के आटे में मिला कर इसकी रोटियाँ बना लें।

✓ प्रतिदिन 50 से 100 मिलीलीटर चुकंदर का रस लें।

✓ सर्दियों में ताजी हल्दी, पालक, केल, मेथी के पत्ते, बथुआ और शकरकंद खाएँ, विशेषकर बैंगनी रंग के शकरकंद।

✓ पोटेशियम, मैग्नीशियम, और फाइबर के लिए दाल, छोले, राजमा और सोयाबीन खूब खाएँ।

✓ खूब सारा पानी पिएँ, खासकर उस दिन जब आप नमक का अधिक सेवन करें।

✓ खाना पकाने में एक्स्ट्रा वर्जिन ओलिव आयल (शैलो फ्राई के लिए) और सरसों के तेल का उपयोग करें। सूरजमुखी के तेल और मकई के तेल का उपयोग न करें।

✓ सेब, संतरा और केले जैसे ताजे फल खाएँ।

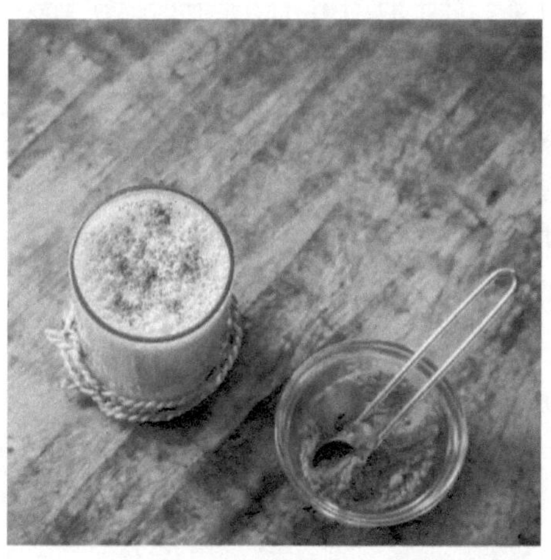

डायबिटीज़ और आर्थराइटिस को नियंत्रित करने के लिए आहार योजना

✓ एक बड़े चम्मच मेथी के दानों को 250 मिलीलीटर पानी में रात भर भिगोएँ। अगली सुबह मेथी को चबाएँ और मेथी का पानी पिएँ। ऐसा प्रतिदिन करें। (उत्तम असरदायक)

✓ रात भर भिगोये हुए मुट्ठी भर अखरोट और अंजीर (2) को रोजाना खाएँ।

- ✓ ग्रीन टी में अदरक और तुलसी के पत्ते (3-4 पत्ते) मिला कर पिएँ।
- ✓ सप्ताह में तीन बार खाली पेट लहसुन की एक कली खाएँ (मेथी दाने खाने के एक घंटे बाद)।
- ✓ एक दिन में 2-3 लीटर पानी पिएँ।
- ✓ आलू के बजाये शकरकंद और सफेद चावल के बजाये ब्राउन राइस खाएँ।
- ✓ अपने आहार में कुल्थी को शामिल करें।
- ✓ गेहूँ के आटे में जौ का आटा और सोयाबीन का आटा 10:1.5:1 के अनुपात में मिलाएँ। 10 किलो साबुत गेहूँ के आटे में 1.5 किलो जौ का आटा और 1 किलो सोयाबीन का आटा मिलाएँ।
- ✓ सर्दियों में खूब ताजी हल्दी खाएँ। रात में हल्दी पाउडर डाल कर उबला हुआ गाय का दूध पिएँ।
- ✓ रोज 50 मिलीलीटर से 100 मिलीलीटर ताजा करेले का रस पिएँ। करेले को इसके छिलके के साथ ही पकाएँ।
- ✓ अंकुरित कुल्थी, अंकुरित मूंग और अंकुरित काले चने खाएँ।
- ✓ गेहूँ के आटे में अलसी का पाउडर मिलाकर इस्तेमाल करें या फ्रूट सलाद में अलसी डाल के खाएँ।
- ✓ ऐसी सब्जियाँ खाएँ जिनमें पानी की मात्रा अधिक होती है जैसे लौकी और तरोई।
- ✓ बिना स्टार्च वाली सब्जियाँ जैसे कि गाजर, पत्तागोभी, फूलगोभी और ब्रोकली खाएँ।
- ✓ पालक, केल, और मेथी के पत्ते सहित हरी सब्जियों का खूब सेवन करें।
- ✓ खाना पकाने में जैतून के तेल (ओलिव आयल) और सरसों के तेल का उपयोग करें। सूरजमुखी के तेल और मकई के तेल का उपयोग न करें।
- ✓ उच्च घुलनशील फाइबर के लिए अपने आहार में सेब, ओटमील, राजमा और छोले शामिल करें।

अध्याय 4
व्यंजन

आपके स्वास्थ्य को बेहतर बनाने के लिए स्वस्थ और स्वादिष्ट व्यंजन

सुबह का नाश्ता

चुकंदर के मल्टीग्रेन पराठे

मिक्स्ड वेज रायता

इन्स्टेंट हल्दी का अचार

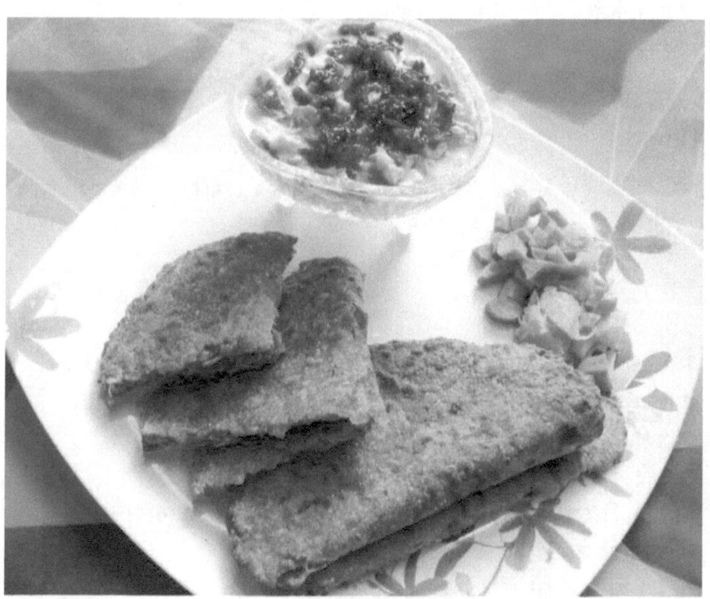

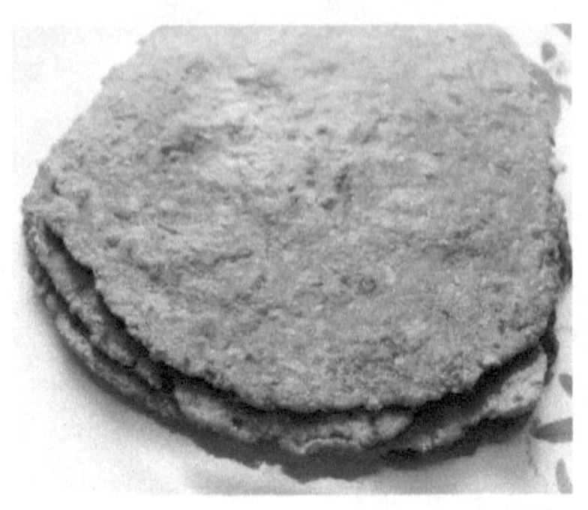

चुकंदर के मल्टीग्रेन पराठे

8 पराठे बनाने के लिए

सामग्री:

कसा हुआ चुकंदर:	1 कप
गेहूँ का आटा:	1 कप
बेसन:	½ कप
राजगिरा का आटा:	¼ कप
कटे लहसुन:	1 बड़ा चम्मच
धनिया पाउडर:	1 चम्मच
गरम मसाला:	1 चम्मच
हींग:	एक चुटकी
मेथी दाना पाउडर:	1 चम्मच
दही:	2 बड़े चम्मच (गूँथने के लिए)

कसी हुई लौकी:	1 कप
ओट्स का आटा:	1 कप
जौ का आटा:	¼ कप
नमक:	स्वादानुसार
कटे अदरक:	1 बड़ा चम्मच
गुड़:	2 बड़े चम्मच
लाल मिर्च पाउडर:	½ चम्मच
हल्दी:	½ चम्मच
सफ़ेद तिल:	1 बड़ा चम्मच
ऑलिव ऑयल:	3 बड़े चम्मच (पराठे पकाने के लिए)

विधि:

1. एक बाउल में एक चम्मच ऑलिव ऑयल के साथ सभी सामग्री मिलाएँ।
2. दही मिला कर कड़ा आटा गूँथ लें।
3. आटे से 8 बराबर लोई बनायें।
4. आटे की एक लोई लें और इसमें गेहूँ के आटे का पलथन लगायें। अतिरिक्त आटे को झाड़ लें।
5. अब बेलन से इसे रोटी के आकार में बेल लें।
6. मध्यम-तेज आंच पर तवे को गर्म करें।

7. पराठे को तवे में लगभग एक मिनट के लिए पकाएँ या तब तक पकाएँ जब तक कि पराठा कुछ जगहों से फुलने न लगे।
8. पराठे को पलटें और ऑलिव ऑयल की 3-4 बूंदों को सतह पर समान रूप से फैलाएँ। 2 मिनट तक पकाएँ जब तक यह हल्का भूरा न हो जाए।
9. पराठे को फिर से पलटें और 3-4 बूंद ऑलिव ऑयल फैलाएँ। पराठे को समान रूप से पकाने के लिए इसे चपटे चम्मच से दबाएँ।
10. एक बार जब पराठे के दोनों तरफ भूरे रंग के धब्बे दिखने लगे तो इसे एक सर्विंग प्लेट में ट्रांसफर कर दें। आपका पराठा तैयार है। इसी तरह सारे पराठे बना लें।
11. मिक्स्ड वेज रायते के साथ चुकंदर के मल्टीग्रेन पराठे का आनंद लें।

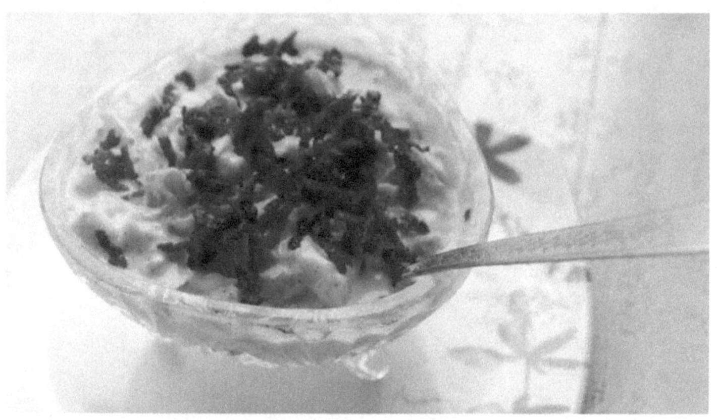

मिक्स्ड वेज रायता

सामग्री:

कसा हुआ चुकंदर:	1 बड़ा चम्मच	बारीक कटी पत्ता गोभी:	¼ कप
दही:	200 ग्राम	बारीक कटा टमाटर:	¼ कप
बारीक कटा खीरा:	¼ कप	बारीक कटा प्याज:	¼ कप
गुड़ का पाउडर:	1½ बड़े चम्मच	काला नमक:	1 छोटा चम्मच
काली मिर्च पाउडर:	½ छोटा चम्मच	लाल मिर्च पाउडर:	½ छोटा चम्मच
जीरा पाउडर:	1 छोटा चम्मच		

विधि:

1. दही को फेट के चिकना कर लें।
2. दही में चुकंदर को छोड़कर बाकी सभी सब्जियों को मिला लें।
3. अब इसमें काला नमक, गुड़ का पाउडर, काली मिर्च पाउडर, लाल मिर्च पाउडर और जीरा पाउडर डाल कर अच्छी तरह से मलाएँ।
4. रायते को आधे घंटे के लिए फ्रिज में रख दें.
5. कद्दूकस किए हुए चुकंदर से गार्निश करें और चुकंदर के मल्टीग्रेन पराठों के साथ खाएँ।

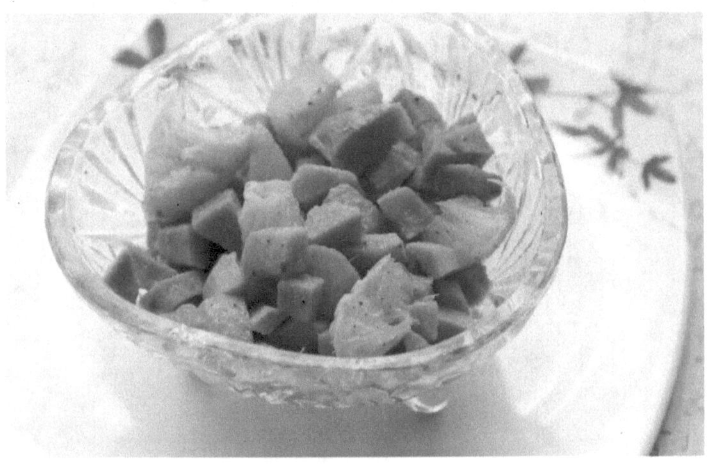

इन्स्टैंट हल्दी का अचार

सामग्री:

ताज़ी हल्दी:	150 ग्राम
कटा हुआ नींबू:	2
काला नमक:	1 बड़ा चम्मच
काली मिर्च पाउडर:	½ छोटा चम्मच

सरसों का तेल:	2 बड़े चम्मच
हींग:	½ छोटा चम्मच
जीरा पाउडर:	½ बड़ा चम्मच
नींबू का रस/आंवले का रस:	2 बड़े चम्मच

विधि:

1. हल्दी को अच्छे से धो कर छिल लें। इन्हें बारीक काट लें।
2. हल्दी में हींग, काला नमक, जीरा पाउडर, काली मिर्च पाउडर, सरसों का तेल और कटा हुआ नींबू डाल कर अच्छी तरह मिलाएँ।
3. नींबू का रस या आंवले का रस मिलाएँ।
4. एक साफ और सूखे शीशे के जार में मिश्रण को चम्मच से भरें।
5. जार को मलमल के कपड़े से ढक दें और इसे दो दिनों के लिए धूप में रखें।
6. दो दिन के बाद, हल्दी का अचार खाने के लिए तैयार है।
7. आप हल्दी के अचार को फ्रिज में 1 सप्ताह तक स्टोर कर सकते हैं।

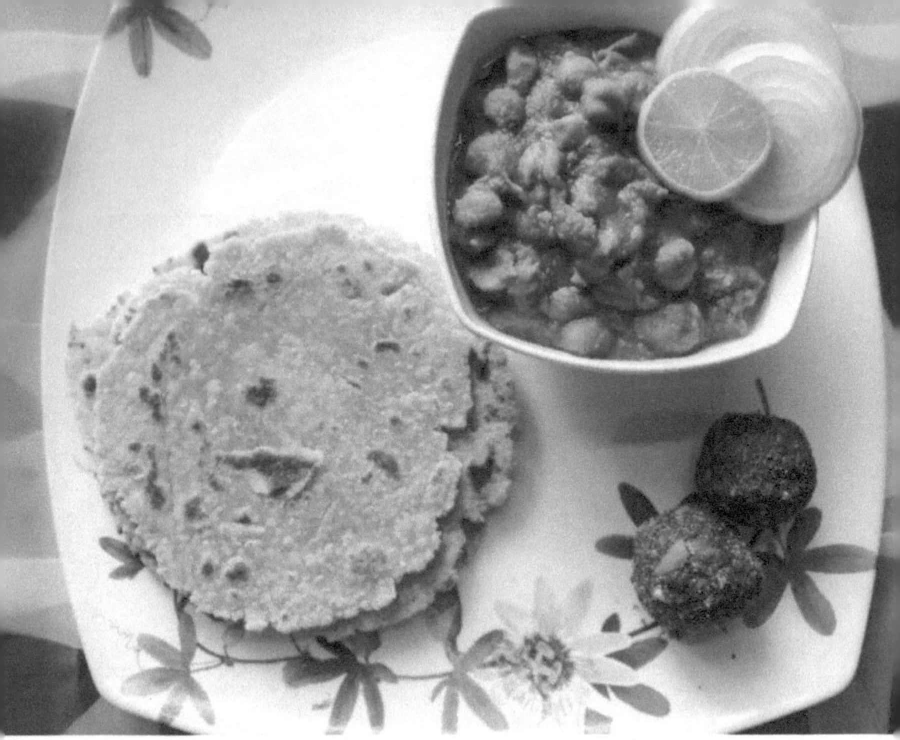

दोपहर का भोजन

छोले मसाला
नॉन-फ्राइड ओट्स भटूरे
अलसी के लड्डू

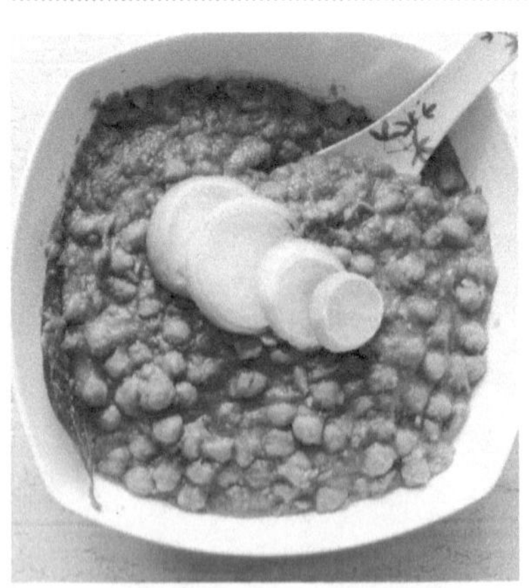

छोले मसाला

4 व्यक्तियों के लिए

सामग्री:

छोले:	400 ग्राम
प्याज:	1 मध्यम
पानी:	1200 मिलीलीटर
टी बैग:	4
नमक:	स्वादअनुसार

ग्रेवी के लिए

लहसुन:	25-28 कलियाँ	अदरक:	2 इंच
प्याज:	6-7 मध्यम	हींग:	1 छोटा चम्मच
जीरा:	1 छोटा चम्मच	तेज पत्ता:	2
लाल मिर्च पाउडर:	स्वादानुसार	हल्दी पाउडर:	½ चम्मच
छोले मसाला:	2 बड़े चम्मच	गरम मसाला:	1 चम्मच
नमक	स्वादानुसार	अमचूर:	1 चम्मच
पानी:	300 मिली	सरसों का तेल:	2 बड़े चम्मच

विधि:

1. छोले को पर्याप्त पानी में रात भर या कम से कम 8 घंटे के लिए भिगोयें।
2. अगली सुबह भिगोए हुए पानी को फैंक दें और साफ़ पानी से छोले को अच्छी तरह से धोएँ।
3. प्रेशर कुकर में छोले, टी बैग, नमक, कटा प्याज (1 मध्यम), और 1200 मिली पानी डालें। मध्यम आंच पर 5-6 सीटी आने तक प्रेशर कुक करें। इसमें लगभग 15 मिनट लगेंगे।
4. जब आप चम्मच से छोले मैश करें तो यह नरम होने चाहिए। अगर छोले सख्त हैं, तो दो सीटी आने तक और पकाएँ।
5. छोले का पानी छान लें और पानी को ग्रेवी के लिए बचाकर रख लें, इसे फैंके नहीं। टी बैग को निचोड़ कर फैक दें।
6. प्याज, लहसुन और अदरक को एक साथ पीस के पेस्ट बना लें।
7. गर्म पैन में सरसों का तेल डालें, अब हींग, जीरा और तेज पत्ता डालें और 2 मिनट पकाएँ।
8. तेल में प्याज का पेस्ट डालें और पैन को ढक के मध्यम आंच पर 15 मिनट तक तेल छोड़ने तक पकाएँ। प्याज का कच्चा स्वाद पूरी तरह से चला जाना चाहिए।
9. अब इसमें हल्दी, अमचूर, लाल मिर्च पाउडर, नमक (ध्यान रखें, हमने छोले को पकाते समय भी नमक डाला था), गरम मसाला और छोले मसाला डालें। 5 मिनट तक मसाला भुनें।
10. छोले डालें और अच्छी तरह मिलाएँ। मसाले का मिश्रण छोले को पूरी तरह कोट करना चाहिए। इसे ढककर 5-7 मिनट तक पकाएँ।
11. इसमें छोले का पानी डालें। 300 मिलीलीटर पानी और डालें। पानी छोले के ठीक ऊपर होना चाहिए। बहुत अधिक पानी न डालें, नहीं तो स्वाद फीका हो जाएगा।

12. ग्रेवी को गाढ़ा बनाने के लिए लगभग 20% छोले को मैश कर लें।
13. इसे ढककर धीमी आंच पर 10-15 मिनट तक पकाएँ जब तक कि छोले मसालों को पूरी तरह सोख न लें और ग्रेवी गाढ़ी हो जाए।
14. आपके छोले मसाला खाने के लिए तैयार है। इसे नॉन-फ्राइड ओट्स भटूरे या ब्राउन राइस के साथ खाएँ।

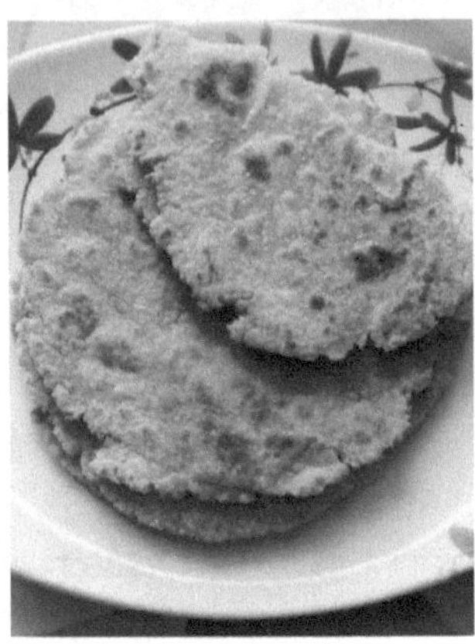

नॉन-फ्राइड ओट्स भटूरे

4 व्यक्तियों के लिए

सामग्री:

ओट्स:	2½ कप
साबुत गेहूँ का आटा:	1 कप
बेकिंग पाउडर:	½ चम्मच
गाढ़ी दही:	1 कप
नमक:	स्वादानुसार
गुड़ का पाउडर:	1 चम्मच
बेकिंग सोडा:	½ चम्मच
ऑलिव ऑयल:	1 बड़ा चम्मच और भटूरे बनाने के लिए

विधि:

1. ओट्स को पीस लें। एक बड़े बाउल में साबुत गेहूँ के आटे के साथ ओट्स का आटा मिलाएँ। नमक, गुड़ का पाउडर, बेकिंग पाउडर, बेकिंग सोडा और तेल डाल कर अच्छी तरह मिलाएँ।
2. एक कप गाढ़ा दही डालें और 5-6 मिनट तक गूँथे। कुरकुरे भटूरे बनाने के लिए आटा थोड़ा कड़ा होना चाहिए। आवश्यकता हो तो और दही डालें।
3. आटे को गीले मलमल के कपड़े से ढक कर कम से कम 3 घंटे के लिए छोड़ दें।
4. आटे को बराबर भागों में बाँट लें।
5. अपनी हथेली को तेल से अच्छी तरह से चिकना करें। 1 भाग लें और अपनी दोनों हथेलियों से एक गेंद का आकार बनाएँ। लोई को चिकना करें, ध्यान रखें की इसमें दरार न हो।
6. अब इसे गोल या अंडाकार शेप में बेल लें। यह न तो बहुत मोटा होना चाहिए और न ही ज्यादा पतला होना चाहिए।

7. तवा गरम करें। इसे तेल से चिकना कर लें और अब एक भटूरा डालें।
8. भटूरे को एक तरफ से सेंक लें। इसे पलट दें और दूसरी तरफ से भी कुरकुरा बनाने के लिए इसकी सतह पर 1 चम्मच तेल फैलाएँ। दूसरी तरफ से भी पका लें। दोनों तरफ भूरे रंग के धब्बे दिखाई देने लगे मतलब की भटूरा पक गया है। इसी तरह सारे भटूरे बना लें।
9. नॉन-फ्राइड ओट्स भटूरे को छोले मसाले के साथ खाएँ।

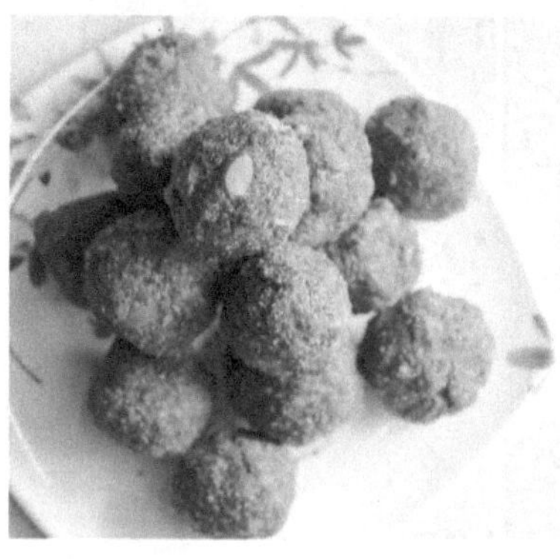

अलसी के लड्डू

25 लड्डू बनाने के लिए

सामग्री:

फ्लैक्स सीड्स/ अलसी:	500 ग्राम
कटे बादाम:	100 ग्राम
गुड़:	250 ग्राम
कटे अखरोट:	100 ग्राम
गोंद:	100 ग्राम
गाय का घी:	2 बड़े चम्मच

विधि:

1. अलसी (फ्लैक्स सीड्स) को धीमी आंच पर तब तक भूनें जब तक कि इसका रंग बदलने लगे और भुनी हुई खुशबू आने लगे।
2. भुनी हुई अलसी को ठंडा कर के मिक्सी में पीस लें।
3. गुड़ को कद्दूकस कर लें।
4. एक पैन में घी गर्म करें और इसमें गोंद को फुलने तक भूनें।
5. घी से गोंद निकालें। इसे ठंडा करें और मूसल से या अपने हाथ से छोटा छोटा तोड़ दें।
6. बचे हुए घी में कटे हुए बादाम और अखरोट डालें। हल्का भूरा होने तक भूनें।
7. नट्स निकालें और इसी बचे हुए घी में कद्दूकस किया हुआ गुड़ डालें।
8. गुड़ के घुलने तक 3-5 मिनट तक पकाएँ। गुड़ के घुल जाने के बाद तुरंत आंच बंद कर दें। गुड़ घुलने के बाद उसे पकाएँ नहीं, वरना आपके लड्डू खाने में बहुत सख्त बनेंगे।
9. अब इसमें अलसी, बादाम, अखरोट और गोंद डाल कर अच्छी तरह मिलाएँ।

10. आंच बंद कर दें और पूरी तरह ठंडा होने से पहले ही दोनों हथेलियों की सहायता से गोल आकार के लड्डू बनाएँ।
11. अगर आपके लड्डू अच्छी तरह से नहीं बंध रहे हैं, तो मिश्रण को 2 मिनट के लिए गर्म करें।
12. अलसी के लड्डुओं का आनंद लें। लड्डुओं को किसी सूखी जगह पर दो सप्ताह तक के लिए स्टोर कर सकते हैं।

महत्वपूर्ण शब्दावली

विड्रॉल सिम्टम्स: सिरदर्द, घबराहट, और अनिद्रा सहित शारीरिक या मनोवैज्ञानिक प्रभाव की एक विस्तृत श्रृंखला, जो तब होती है जब कोई व्यक्ति जो किसी दवा का आदी है, उस दवा को लेना अचानक बंद कर देता है।

पॉलीफेनोल्स: पॉलीफेनोल्स, पौधों में प्रचुर मात्रा में पाए जाने वाले ऑर्गेनिक यौगिक हैं। हाल के दशकों में ये अध्ययन का एक बड़ा क्षेत्र बन गए हैं। अनुसंधान से पता चलता है कि पॉलीफेनोल की खपत स्वास्थ्य में महत्वपूर्ण भूमिका निभा सकती है। ये हृदय रोग और कैंसर से बचा सकते हैं साथ ही पुरानी बीमारी, वजन, पाचन, और ब्लड शुगर के स्तर में भी सुधार करते हैं। लिग्नान और फ्लेवोनोइड्स पॉलीफेनोल्स के उदाहरण हैं जो पौधों में पाए जाते हैं और विभिन्न स्वास्थ्य लाभ प्रदान करते हैं।

फ्री रेडिकल्स: फ्री रेडिकल्स शरीर में ऑक्सीडेटिव प्रक्रिया के कारण बनने वाले इलेक्ट्रॉन होते हैं। ये इलेक्ट्रॉन जोड़े में रहना पसंद करते हैं, इसलिए वे प्रोटीन और डीएनए के इलेक्ट्रॉन के साथ जोड़ी बनाते हैं और उन्हें नुकसान पहुँचाते हैं।

एंटीऑक्सिडेंट: शरीर में एंटीऑक्सिडेंट होते हैं जो फ्री रेडिकल्स बनाने वाली ऑक्सीडेटिव प्रक्रिया को रोककर फ्री रेडिकल्स को बेअसर करते हैं।

ऑक्सीडेटिव स्ट्रेस: जब शरीर में फ्री रेडिकल्स प्राकृतिक रूप से पाए जाने वाले एंटीऑक्सिडेंट से अधिक हो जाते हैं, तो इसका परिणाम ऑक्सीडेटिव स्ट्रेस होता है। इस असंतुलन से डीएनए, प्रोटीन और लिपिड सहित सेल्स और टिश्यूज़ डैमेज होते हैं। आपके डीएनए को नुकसान होने से कैंसर, आर्थराइटिस, डायबिटीज़, और स्ट्रोक जैसी बीमारियों का खतरा बढ़ जाता है।

इन्फ्लेमेशन: इन्फ्लेमेशन हानिकारक बैक्टीरिया और वायरस के प्रति शरीर की प्रतिक्रिया है और यह कोशिकाओं के नुक्सान के प्रारंभिक कारण को खत्म करती है। शरीर क्षतिग्रस्त कोशिकाओं को ठीक करने के लिए सफेद रक्त कोशिकाओं को छोड़ता है। जब इम्यून सिस्टम गलती से स्वस्थ टिश्यूज़ पर हमला करता है, तो यह हानिकारक असामान्य इन्फ्लेमेशन का कारण बनता है। असामान्य इन्फ्लेमेशन की वजह तनाव, धूम्रपान और शराब का सेवन है। असामान्य इन्फ्लेमेशन से जुड़े रोगों के कुछ उदाहरण आर्थराइटिस, सोरायसिस और इन्फ्लेमेटरी बॉवेल सिन्ड्रोम हैं।

प्रो-इंफ्लेमेटरी: कोई भी पदार्थ जो शरीर में इन्फ्लेमेशन या सूजन को बढ़ावा देते हैं, जिनमें कुछ खाद्य पदार्थों के साथ वायु प्रदूषण भी शामिल है।

एंटी इन्फ्लेमेटरी: ऐसे पदार्थ जो शरीर में इन्फ्लेमेशन (लालिमा, सूजन और दर्द) को कम करते हैं।

बायोअवेलेबिलिटी: शरीर में अपना प्रभाव दिखाने के लिए एक पदार्थ का शरीर में जाने के बाद वास्तविक अनुपात जो ब्लड सर्कुलेशन तक पहुँचता है।

आर्टरीज़/धमनियाँ: धमनियाँ रक्त वाहिकाएँ होती हैं जो हृदय से शरीर तक ऑक्सीजन युक्त रक्त ले जाती हैं।

वस्कुलर: वस्कुलर उन रक्त वाहिकाओं से संबंधित है जो आपके पूरे शरीर में रक्त ले जाते हैं।

ग्लूकोज: ग्रीक भाषा में ग्लूकोज का मतलब मीठा होता है। यह एक प्रकार की चीनी है। आपको खाद्य पदार्थों से कार्बोहाइड्रेट मिलते हैं, जो शरीर में जा कर ग्लूकोज में टूट जाते हैं, और आपका शरीर इसे ऊर्जा के लिए उपयोग करता है।

हाइपरग्लेसेमिया: हाइपरग्लेसेमिया रक्त में शुगर (ग्लूकोज) के उच्च स्तर को संदर्भित करता है।

वासोकॉन्सट्रिक्शन: वासो का अर्थ है वाहिकाएँ (वैसल्स), इसलिए वासोकॉन्सट्रिक्शन का अर्थ हुआ रक्त वाहिकाओं का सिकुड़ना या संकुचित होना।

वासोडाइलेशन: रक्त वाहिकाओं का फैलाव या चौड़ा होना।

फ्लूइड रिटेंशन: शरीर के टिश्यूज़ (ऊतकों) में अतिरिक्त तरल पदार्थ के संचय को फ्लूइड रेटेन्शन कहते हैं।

डाइयूरेटिक: यूरिन में वृद्धि करने वाला पदार्थ।

ऑटोइम्यून बीमारी: एक ऐसी स्थिति जिसमें शरीर का इम्यून सिस्टम अपने स्वस्थ टिश्यूज़ को बाहरी आक्रमणकारी समझता है और उन पर हमला करता है। आर्थराइटिस, टाइप 1 डायबिटीज़ और सोरायसिस ऑटोइम्यून बीमारियों के उदाहरण हैं।

इम्युनोमोड्यूलेटर: इम्युनोमोड्यूलेटर ऐसे पदार्थ हैं जो चिकित्सीय लक्ष्यों को प्राप्त करने के लिए इम्यून सिस्टम की प्रतिक्रिया को संशोधित करते हैं, जिसमें इम्यून सिस्टम को उत्तेजित करना, क्षीण या बाधित करना शामिल है, ये आमतौर पर शरीर के लिए फायदेमंद होते हैं।

अंग्रेजी शब्दों के हिंदी अनुवाद

फूड - खाद्य पदार्थ

डायबिटीज़ - मधुमेह

हाई ब्लड प्रेशर - उच्च रक्तचाप

आर्थराइटिस - गठिया

ऑलिव ऑयल - जैतून का तेल

सेल - कोशिकाएँ

टिश्यू - ऊतक

ब्लड वैसल्स - रक्त वाहिकाएँ

अब्सॉर्प्शन - अवशोषण

डिहाइड्रेशन - निर्जलीकरण

इम्यून सिस्टम - रोग प्रतिरोधक प्रणाली/ प्रतिरक्षा प्रणाली

ला फॉनसिएर द्वारा नोट

प्रिय पाठक,

बीमारी से बचने और इन्हें नियंत्रित करने के लिए खाएँ पुस्तक पढ़ने के लिए आपका धन्यवाद।

यदि आपको यह पुस्तक उपयोगी लगी तो कृपया इसको ऑनलाइन रिव्यु करें। अन्य स्वास्थ्य के प्रति जागरूक पाठकों की मदद करने के लिए उन्हें बताएँ कि आपको यह पुस्तक क्यों पसंद आयी।

इस पुस्तक में वर्णित सुपरफूड्स पर आधारित स्वादिष्ट और मुँह में पानी लाने वाले व्यंजनों के लिए इस श्रृंखला की अगली किताब **"बीमारी से बचने और इन्हें नियंत्रित करने के लिए खाएँ कुकबुक"** पढ़े।

ईट सो व्हॉट! श्रृंखला- **ईट सो व्हॉट! शाकाहार की शक्ति** और **ईट सो व्हॉट! स्वस्थ रहने के स्मार्ट तरीके** में जानें कि कैसे शाकाहारी भोजन बीमारी से मुक्त स्वस्थ जीवन का समाधान है!

यदि आप अपने बालों की समस्याओं के स्थायी समाधान की तलाश में हैं तो **स्वस्थ बालों का राज़** पढ़ें।

ये सभी पुस्तकें ईबुक, पेपरबैक और हार्डकवर संस्करण में उपलब्ध हैं।

सादर
ला फॉनसिएर

लेखिका के बारे में

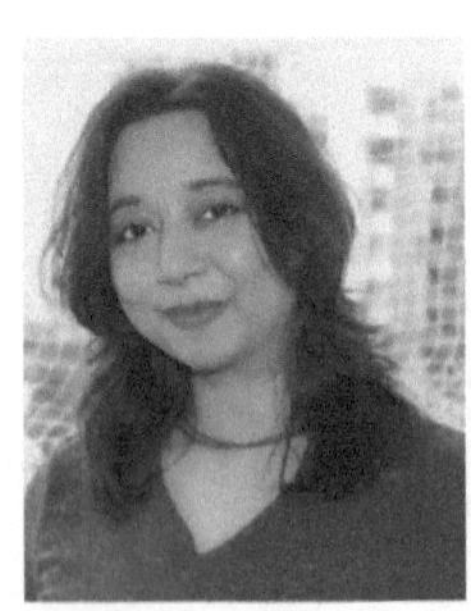

ला फॉनसिएर पुस्तक श्रृंखला **ईट सो व्हॉट!, ईट टू प्रिवेंट एंड कंट्रोल डिसीज़** और **सीक्रेट ऑफ़ हेल्दी हेयर** की लेखिका हैं। फार्मेसी में मास्टर डिग्री के साथ, वह एक शोध वैज्ञानिक और पंजीकृत फार्मासिस्ट हैं। उन्होंने फार्मास्युटिकल टेक्नोलॉजी में विशेषज्ञता हासिल की है और फार्मास्युटिकल रिसर्च एंड डेवलपमेंट डिपार्टमेंट में रिसर्च साइंटिस्ट के रूप में काम किया है। वह एक हेल्थ ब्लॉगर और डांस आर्टिस्ट हैं। एक शोध वैज्ञानिक होने के नाते, वह मानती हैं कि पौष्टिक शाकाहारी भोजन और स्वस्थ जीवनशैली के साथ अधिकांश बीमारियों को रोका जा सकता है।

ला फॉनसिएर की अन्य पुस्तकें

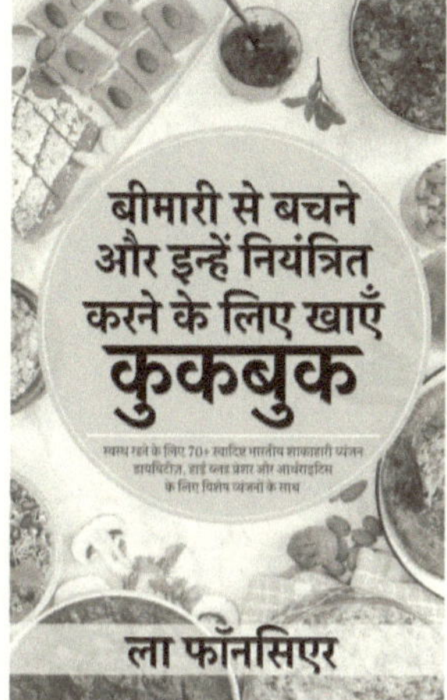

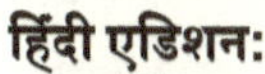

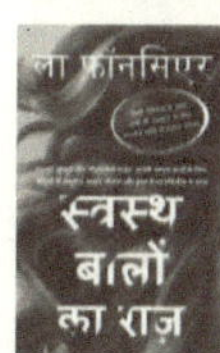

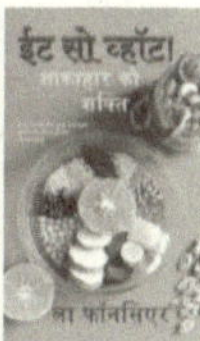

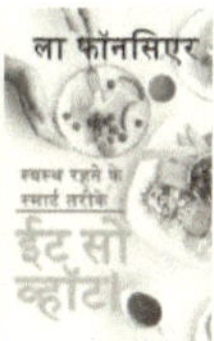

इंग्लिश एडिशन:

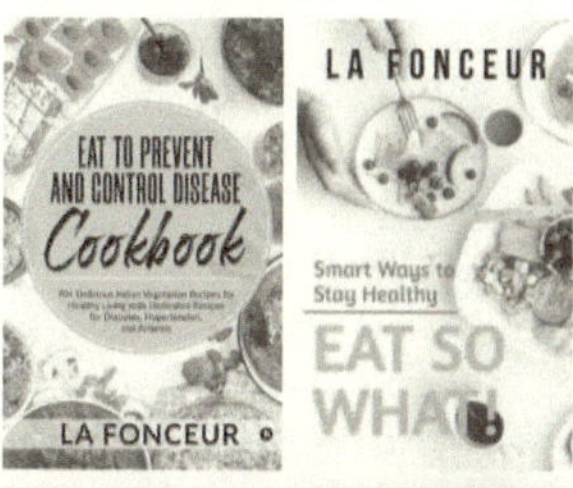

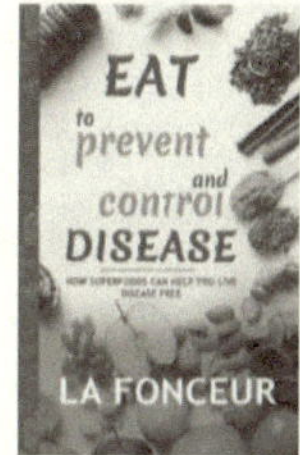

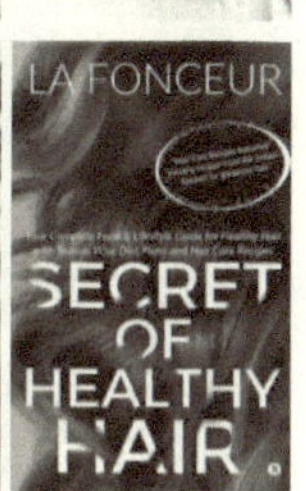

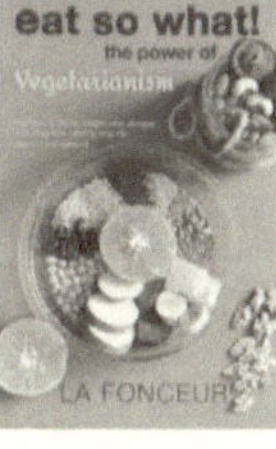

ला फॉनसिएर से जुड़ें

इंस्टाग्राम: @la_fonceur | @eatsowhat

फेसबुक: LaFonceur | eatsowhatblog

ट्विटर: @la_fonceur

एमेज़ॉन ऑथर पेज:

https://www.amazon.in/La-Fonceur/e/B07PM8SBSG

ला फॉनसिएर की पुस्तकों पर विशेष ऑफर प्राप्त करने के लिए वेबसाइट पर साइन अप करें:

ब्लॉग: https://eatsowhat.com/signup

वेबसाइट: www.lafonceur.com/sign-up

www.ingramcontent.com/pod-product-compliance
Lightning Source LLC
LaVergne TN
LVHW101944220826
846093LV00006B/101

9798887049601